Bettina M. Jasper, Andrea Friese

Denkkonfekt

Mit kurzen Denkaufgaben den Tag versüßen

VINCENTZ NETWORK

Bibliografische Information der Deutschen Nationalbibliothek

Die Deutsche Bibliothek verzeichnet diese Publikation in der Deutschen Nationalbibliografie; detaillierte bibliografische Daten sind im Internet über http://dnb.d-nb.de abrufbar.

Besuchen Sie uns im Internet: www.altenpflege-online.net

Druck: BWH GmbH, Hannover

Foto Titelseite: Adobe Stock, Jenny Sturm
Illustrationen: Adobe Stock, Trueffelpix

ISBN 978-3-86630-670-7

Bettina M. Jasper, Andrea Friese

Denkkonfekt

Mit kurzen Denkaufgaben den Tag versüßen

Inhalt

Jetzt Code scannen und mehr bekommen …

http://www.altenpflege-online.net/bonus

Ihr exklusiver Bonus an Informationen!

Ergänzend zu diesem Buch bietet Ihnen *Altenpflege* Bonus-Material zum Download an. Scannen Sie den QR-Code oder geben Sie den Buch-Code unter www.altenpflege-online.net/bonus ein und erhalten Sie Zugang zu Ihren persönlichen kostenfreien Materialien!

Buch-Code: AH1078

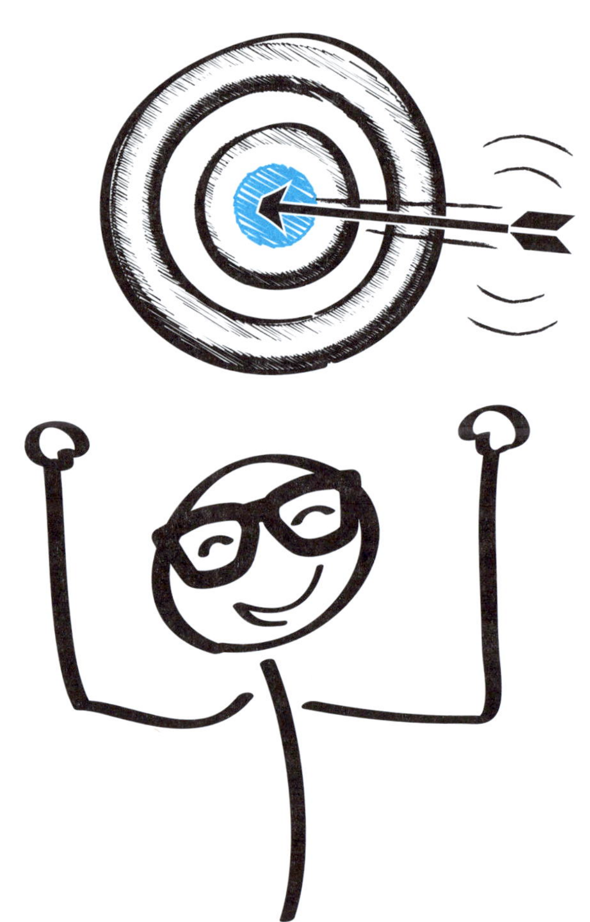

Vorwort

Die Idee zu diesem Buch ergab sich bei der Arbeit an den Bewegungshäppchen (JASPER 2017) und konkretisierte sich bei der Vorbereitung zur Altenpflegemesse 2018. Als wir gemeinsam unsere Präsentationen bei der Messe auf der Basis des „Leitfadens Prävention in stationären Einrichtungen" planten, ergab sich sehr bald der Gedanke, Anregungen für regelmäßige, kurze Denkaufgaben als Kopftraining zusammenzustellen. Das Präventionsgesetz sieht das Fördern und Erhalten kognitiver Fähigkeiten als eines von fünf Handlungsfeldern neben körperlicher Aktivität und psychosozialer Gesundheit vor. Was lag da näher, als sich am Konzept der Bewegungshäppchen zu orientieren, die bereits vorlagen und genau diese Zielrichtung verfolgen?

Da wir außerdem gerade gemeinsam ein PowerBook zur systematischen Aktivierung verfasst hatten, war sehr schnell deutlich, dass wir das Denkkonfekt ebenfalls zusammen angehen wollten. Schließlich arbeiten wir beide seit vielen Jahren im Gehirn- bzw. Gedächtnistraining. Dabei ist der unterschiedliche Ausbildungshintergrund verschiedener Verbände nur bereichernd, denn in der Zielrichtung sind wir völlig einig.

Mit Denkkonfekt geht es uns um Impulse, um Denkanstöße mit sehr kurzen, kognitiven Einzelaufgaben. Diese lassen sich durchaus kombinieren und zusammen mit anderen Aktivitäten zu kompletten Aktivierungseinheiten im Kopftraining zusammensetzen. Doch sie sind nicht in erster Linie dafür vorgesehen, sondern sollen ohne viel Aufwand und Vorbereitung ohne Material oder mit Alltagsutensilien einfach „nebenbei" in den Alltag der Betreuung und Pflege integriert werden.

Wie echtes Konfekt, eine kleine, meist zuckerige oder schokoladige Nascherei, soll das Denkkonfekt als angenehme Kleinigkeit alten Menschen den Tag versüßen.

Andrea Friese & Bettina M. Jasper März 2018

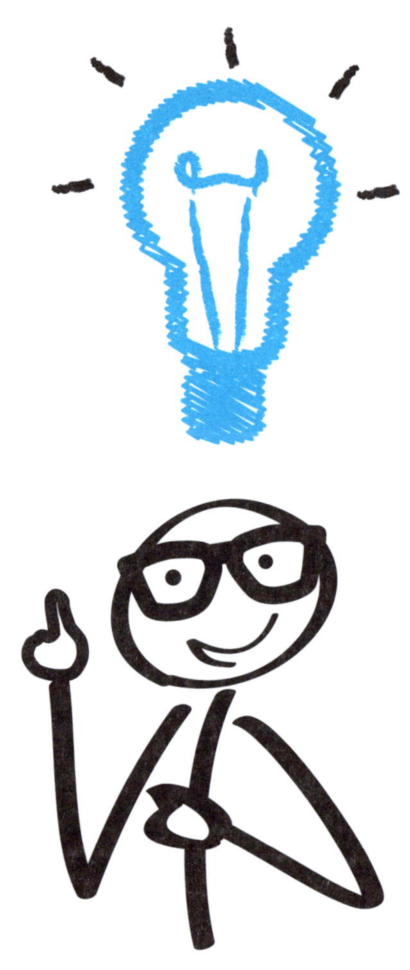

DAS TÄGLICHE STÜCKCHEN DENKKONFEKT

Eine Dosis Kopftraining für jeden Tag

Unabhängig davon, ob in einer Pflegeeinrichtung nach dem Strukturmodell gearbeitet wird oder ob die ABEDL nach Monika Krohwinkel der Planung zugrunde liegen – das Denken gehört zum Alltag eines Menschen, auch im Alter und auch bei bestehender Pflegebedürftigkeit. Bei der Begutachtung zur Ermittlung des Pflegegrades steht das Modul „Kognitive und kommunikative Fähigkeiten" an zweiter Stelle von den sechs für die Einstufung zu berücksichtigenden – nach „Mobilität". In der Strukturierten Informationssammlung (SIS) führt das Themenfeld „Kognition und Kommunikation" die Liste der sechs Bereiche an. Das verdeutlicht, wie wichtig kognitive Fähigkeiten für die Alltagsbewältigung und -gestaltung alter Menschen ist.

So gehört es zu den Aufgaben einer Pflegeeinrichtung, ihren Bewohnerinnen und Bewohnern bzw. ihren Gästen in der Tagespflege umfassend Gelegenheiten zu geben, um ihre Kompetenzen im Bereich geistiger Betätigung auszuleben und zu trainieren.

Dabei ist nach unserer Auffassung ein allgemeines Angebot, bestehend aus klassischem Gedächtnistraining einmal wöchentlich in Gruppen, nicht wirklich ausreichend. Tatsächlich braucht jeder Mensch, auch im Pflegeheim, täglich Impulse und Herausforderungen für seine kognitiven Fähigkeiten. Es kommt nicht in erster Linie auf die Länge, also die Dauer solcher Aktivitäten an, sondern vor allem auf Regelmäßigkeit und Zielorientierung. Schon wenige Minuten reichen aus, um das Gehirn zu wecken und aus dem Ruhemodus in Aktion zu bringen.

Das Denkkonfekt ist genau so konzipiert. Täglich ein kleiner Impuls, eine Anregung zur geistigen Aktivität. Mit solchen Betätigungen ist es

ein bisschen wie mit dem Essen. An was erinnern Sie sich, wenn Sie zu einem Essen eingeladen waren, anschließend? Was erzählen Sie anderen, die nicht dabei waren – wie viel auf dem Teller lag oder wie gut es geschmeckt hat und wie appetitlich es angerichtet war?

Die Denkkonfekt-Stückchen sollen den Teilnehmenden einmal am Tag ganz persönliche Zuwendung geben und ihnen Kompetenzgefühl vermitteln – kurz in der Dauer, aber intensiv und zielgerichtet.

Wissenschaftliche Untersuchungen belegen, dass Gedächtnistraining (auch in Verbindung mit körperlichem Training) nicht nur die Durchblutungs- und Stoffwechselsituation des Gehirns verbessert, sondern ebenfalls positive Auswirkungen auf die gesamte physische und psychische Befindlichkeit hat. Was für den Körper die Bewegung ist, ist für das Gehirn das Denken bzw. das Nutzen der geistigen Fähigkeiten.

Nur ein regelmäßiges und dauerhaftes Training verspricht Erfolg. Die meisten Menschen sind aber erfahrungsgemäß nur dann bereit, dauerhaft zu trainieren, wenn ihnen das Training Freude macht. Fordern, nicht überfordern ist dabei ein wesentlicher Grundsatz.

Wir haben eine Reihe von praxiserprobten Übungen zusammengestellt, die den Teilnehmenden Freude bereiten sollen und – je nach geistiger Fitness der Trainierenden – variiert werden können; entsprechende Tipps ergänzen die Auswahl.

Mit individuell ausgewählten Aktivitäten den Tag versüßen

Zum Angebot beinahe jeder Pflegeeinrichtung gehört standardmäßig, in der Regel wöchentlich, Gedächtnistraining. Außerdem integrieren viele Betreuungskräfte Denkaufgaben in ihre Beschäftigungsprogramme. Doch meist finden solche Aktivitäten in Gruppen statt und häufig haben die Übungen eher unterhaltenden Charakter, zumal die Fähigkeiten bei den Teilnehmenden in sehr unterschiedlichen Bereichen liegen. Gerade bei kognitiven Fähigkeiten ist individuelle Förderung vonnöten.

Müsste z. B. die eine möglichst mit Zahlen von 1 bis 12 umgehen, um sich diese Fähigkeit zu erhalten und so noch weiterhin die Uhr lesen zu können, so braucht der andere dringend Förderung für seine sprachlichen Fähigkeiten, um noch lange seine Wünsche und Bedürfnisse ausdrücken zu können.

Es genügt nicht, täglich einer Runde beizuwohnen, die stereotyp im Chor allseits bekannte Sprichwörter vollendet. Solche Aktivitäten dienen der Beschäftigung, haben jedoch kaum Trainingseffekte.

Außerdem soll es den alten Menschen Freude machen, ihre kognitiven Fähigkeiten zu nutzen. Sie müssen eine Herausforderung spüren und so das Gefühl bekommen, etwas zu leisten und zu können. Es geht darum, Ressourcen zu erkennen und jedem Teilnehmer die eigenen Kompetenzen zu verdeutlichen, nicht die Defizite aufzuzeigen.

Das erfordert Fingerspitzengefühl von den anleitenden Personen. Die sollten gut beobachten, Interessen und Bedürfnisse der einzelnen herausfinden und so die passenden Denkkonfekt-Stückchen ganz individuell zusammenstellen. Schokolade ist schließlich nicht gleich Schokolade – die eine mag Vollmilch, der andere Zartbitter, die eine mit Nüssen, der andere mit Krokant. Trauen Sie sich zu experimentieren, gehen Sie an Grenzen und finden Sie heraus, was Ihre Teilnehmerinnen und Teilnehmer brauchen und was sie mögen. Geben Sie Anreize und motivieren Sie zum Denken, auch zwischen den täglichen Einheiten. Vielleicht ein kognitives Betthupferl, eine Lustaufgabe zum Denken, die bis morgen für Aktivität in den grauen Zellen sorgt …

AUFBAU UND EINSATZ DER ÜBUNGEN

Die Übungen in diesem Buch sind zunächst Vorschläge für die Einzelaktivierung, können aber auch in kleinen Gruppen durchgeführt werden. Vorgestellt werden Aufgaben mit wechselnden Trainingsschwerpunkten, die je nach kognitiven Fähigkeiten der Teilnehmenden in unterschiedlichen Variationen durchgeführt werden können. Beim Angebot ist darauf zu achten, dass sich die ausgewählten Übungen gezielt und individuell an den Bedürfnissen und am Alltag der Betroffenen orientieren.

Gliederung des Praxisteils

Auf jeder Seite stellen wir eine Übung zum kognitiven Training vor. Die Aufgaben sind alphabetisch geordnet. Damit die anleitende Person (AP) die Übungen zielgerichtet auswählen kann, gibt die tabellarische Übersicht auf Seite 26 Hinweise zu den jeweiligen Trainingsschwerpunkten und gegebenenfalls weiteren Trainingsbereichen.

Einsatzbereiche der Übungen

Alle Übungen sind vor allem für die Durchführung in einer Zweiersituation - Betreuungskraft oder andere anleitende Person plus Bewohner – vorgesehen. In der Praxis ist es sinnvoll, die Menschen für diese kurzen Sequenzen immer an dem Ort aufzusuchen, an dem sie sich meistens befinden. Einerseits erspart dies kostbare Zeit, andererseits befindet sich der Bewohner in seiner vertrauten Umgebung und bekommt vielleicht Lust, sich auch später noch selbstständig mit den Aufgaben zu befassen. So können die Denkaufgaben im Bewohnerzimmer – dort auch im Bett –, im Aufenthaltsraum oder im Sommer im Garten angeboten werden.

Sitzen zwei oder drei Bewohnerinnen als Kleingruppe zusammen, freuen sie sich sicherlich über die gemeinsame Versorgung mit einem Denkkonfekt.

Inhalte der Aufgabensammlung

Die Übungssammlung in diesem Buch enthält pro Seite immer nur eine einzige Aufgabe.

Die Angaben zum Material werden den einzelnen Übungen vorangestellt und dienen der Vorbereitung. Darauf gehen wir im nächsten Abschnitt noch genauer ein. Anschließend folgt jeweils die detaillierte Aufgabenbeschreibung und Hinweise für die Anleitung. Jede einzelne Übung ist so beschrieben, dass sie gut zu verstehen ist und zielgerichtet umgesetzt werden kann. Durch Angaben von Differenzierungsmöglichkeiten und Varianten kann das Training sehr individuell auf die Teilnehmer abgestimmt werden.

Informationen zu den Trainingsschwerpunkten und Formulierungsvorschläge für die Planung und Dokumentation runden die Denkaufgaben ab.

Der Materialkoffer für den täglichen Einsatz

Ein speziell gepackter Koffer mit einer Grundausstattung an Materialien für das tägliche Kopftraining hat sich in der Praxis bewährt. Je nach räumlichen Gegebenheiten kann es sinnvoll sein, anstelle eines Koffers einen Wagen mit den Materialien zu bestücken und damit von Zimmer zu Zimmer zu gehen.

Zur Grundausstattung gehören folgende Utensilien:

- Kartenspiele (1 Skatspiel mit 32 Blatt, 1 Rommé-Spiel mit 2 x 52 Blatt)
- Farbkarten in Blau, Rot, Gelb, Grün, Schwarz und Weiß (z. B. aus dem Spiel *Klick Klack* oder selbst aus Karton hergestellt)
- 2 Zahlenwürfel, 1 Farbwürfel
- Buchstaben (z. B. aus dem Scrabble-Spiel, selbst gefertigte Buchstabenkarten oder mit Edding beschriftete Schraubdeckel von Getränkeflaschen)
- Zahlenkärtchen oder -steine (z. B. aus dem Rummikub-Spiel, selbst aus Karton hergestellt oder beschriftete Flaschenverschlüsse)
- Bildkarten (z. B. aus dem Spiel „*Die kleine Plaudertasche*" oder aus einem Memory-Spiel, evtl. vergrößert)
- Zeitschriften, Prospekte
- Stifte (möglichst leicht gleitende Fasermaler, am besten rot oder grün und mit Griffverdickung)
- Karopapier
- Tuch zum Abdecken von Materialien

Für einige Übungen benötigen Sie folgendes Zusatzmaterial:

- Spielfiguren
- Zwei Spielbretter
- Ein altes Telefonbuch
- Mehrere undurchsichtige Trinkbecher
- Eierschachtel
- Filmdöschen
- Quizkarten
- Streichhölzer
- Bierdeckel
- Diverse Gegenstände

Nach einiger Zeit des Umgang mit dem Denkkonfekt werden Sie eigene Ideen nach der hier im Buch dargestellten Grundstruktur entwickeln. Sicherlich haben Sie bereits Spiele, die sich für das Training kognitiver Fähigkeiten eignen. Hier einige Verlagsspiele, die nicht speziell für alte Menschen entwickelt wurden, aber – oft mit völlig veränderten Spielregeln – gut geeignet sind im Zusammenhang mit Gehirntraining:

- Elfer raus
- Triominos
- Speed
- Solche Strolche
- Hands up
- Qwirkle
- Domino
- Eckolo ... [1]

Spezielle Spiele für die Altenpflege, die wir Autorinnen selbst entwickelt haben und gern für unsere Trainings einsetzen, sind z. B.

- Gummitwist und Wackeldackel
- Toast Hawaii und Kohlenhändler
- Muckefuck und Liebestöter
- Die Plaudertasche / Die kleine Plaudertasche
- Aktivierungskarten für die Kitteltasche 1-3
- Eckig oder bunt
- Schlag 12
- Tipptafeln
- Wabe / Das Wabe Kartenspiel
- Klick Klack
- Das Vielspiel [2]

---

1 Diese sind sämtlich im Spielwarenhandel erhältlich, teils in unterschiedlichen Ausgaben von verschiedenen Verlagen.

2 Diese Spiele sind im Anhang mit den vollständigen Angaben ab S. 124 aufgeführt.

Informationen zu verschiedenen Trainingsschwerpunkten

Die Trainingsschwerpunkte sind nachfolgend in alphabetischer Reihenfolge aufgelistet, unabhängig von ihrer Bedeutung im Gedächtnis- bzw. Gehirntraining.

Arbeitsgedächtnis | Kurzzeitgedächtnis

Der Begriff Arbeitsgedächtnis wird heute weitgehend gleichbedeutend mit dem früher verbreiteten Kurzzeitgedächtnis verwendet. Dabei handelt es sich um die zentrale Organisationseinheit des Gehirns. Hier denken, planen und entscheiden wir Menschen und bewältigen so unseren Alltag.

Eben wegen seiner Bedeutung für die Alltagsgestaltung, sollte das Arbeitsgedächtnis regelmäßig gefordert und trainiert werden. Seine Kapazität wird bestimmt von zwei Faktoren:

- der Informations-Verarbeitungsgeschwindigkeit (siehe S. 21) und
- der Merkspanne (siehe S. 22).

Das Arbeitsgedächtnis wird z. B. zwingend benötigt bei der Kommunikation. Jeder Satz, den wir sprechen, hören oder lesen, muss aufgenommen und verarbeitet, die Wörter müssen verfügbar gehalten und in Zusammenhang gebracht werden.

Das Kurzzeit- oder Arbeitsgedächtnis hat die Funktion, eine begrenzte Menge an Informationen, Ereignissen oder Erfahrungen kurzfristig zu speichern, um sie vorübergehend verfügbar zu halten und dann entweder zu löschen oder sie ins Langzeitgedächtnis zu überführen.

Werden fünf bis neun Elemente nur einmalig kurzzeitig dargeboten, beträgt deren Verweildauer im Zwischenspeicher nur wenige Sekunden. Ist kein Memorieren der Inhalte möglich, können sie noch schneller vergessen werden.

Die Prozesse der Informationsaufnahme und -verarbeitung sind besonders dann störanfällig, wenn zu den eigentlich im Mittelpunkt stehenden Inhalten zusätzliche hinzukommen (z. B. im Büroalltag beim so genannten „Multitasking") oder andere äußere Faktoren ablenken.

Fantasie und Kreativität

Viele Erwachsene denken und erinnern sehr einseitig und müssen ihre Fantasie und Kreativität erst wieder neu entdecken. Das liegt nicht zuletzt daran, dass wir schon in der Schule häufiger mit logischen Aufgaben konfrontiert werden und auch im Berufsleben meist wenig Raum für kreatives Denken bleibt.

„Fantasie ist wichtiger als Wissen." Dieses Zitat von Albert Einstein unterstreicht den Stellenwert von Fantasie- und Kreativitätsübungen im Gedächtnistraining. Fantasie bezeichnet die Vorstellungs- oder Einbildungskraft des Menschen, die zum Verlassen gewohnter Denkbahnen in Richtung neuer Dimensionen befähigt.

Kreativität als Fähigkeit zu schöpferischen Einfällen und zum Finden neuer Lösungen ist in jeder Lebenssituation gefragt. Im Gedächtnis- bzw. Gehirntraining bedeutet Kreativität das Entdecken ungewöhnlicher Wege sowie das Umsetzen bereits bekannter Dinge in neue Zusammenhänge. Das bildhafte Vorstellungsvermögen wird genutzt (rechte Hemisphäre). Auch das kreative Umgehen mit Sprache gehört in diesen Bereich.

Formulieren

Formulieren können, d. h. etwas in eine angemessene sprachliche Form bringen, gehört zu den grundlegenden geistigen Fähigkeiten des Menschen.

Beim exakten Formulieren werden Denkprozesse in Gang gesetzt, wodurch selbst komplexe Sachinhalte zunächst innerlich selbst geklärt werden, bevor man sie sprachlich artikuliert. Im Moment des verbalisierten (in Worte gefassten) Ausformulierens werden intuitive und ungeordnete Gedanken strukturiert und ein logisches Bezugssystem hergestellt – oft erschließt sich ein Erkenntnisgewinn während des unmittelbaren Sprechvorgangs.

Sich präzise auszudrücken, etwas genau zu definieren bedeutet aber auch, leere Phrasen mit Leben zu füllen, Gemeinplätze zu verlassen und eigene Gedanken zu äußern.

Informations-Verarbeitungs-Geschwindigkeit

Diese Grundfunktion des Gehirns ist wesentliche Voraussetzung für alle weiteren kognitiven Vorgänge. Sie beschreibt die Dauer, die der Prozess von der Wahrnehmung von Reizen über das Erkennen und Verarbeiten bis hin zum Umsetzen in Handlung benötigt. Im Alltag ist diese Fähigkeit bedeutsam, wenn es darum geht, [schnelle] Entscheidungen zu treffen und aktuelle Probleme zu lösen, bei denen keine Erfahrungswerte vorliegen.

Je älter wir werden, desto mehr verlangsamen sich diese Prozesse. Deshalb ist es wichtig, mit Training der Entwicklung entgegenzuwirken. Beim Gehirntraining ebenso wie im Alltag sollten Mitarbeitende deshalb immer wieder Entscheidungen provozieren, z. B. „Welchen Stift möchten Sie nehmen?". Bei Menschen mit Demenz ist es wichtig, die Auswahl auf zwei Möglichkeiten zu begrenzen, z. B. „Möchten Sie den roten Stift oder den grünen?"
Eine Übung in diesem Buch, die typisch die Informations-Verarbeitungs-Geschwindigkeit trainiert, ist Hund – Katze – Maus auf S. 57.

Merkspanne | Merkfähigkeit

Die Merkspanne ist eine Grundfunktion des Gehirns und bestimmt zusammen mit der Informations-Verarbeitungs-Geschwindigkeit die Kapazität des Arbeits- oder Kurzzeitgedächtnisses. Sie dauert nur wenige Sekunden und wird definiert als der Zeitraum, in dem Informationen bewusst zur Verfügung stehen, ohne dass sie ins Langzeitgedächtnis eingehen.

Die Merkspanne gezielt zu trainieren, setzt Erfahrung und Hintergrundwissen voraus und stellt auch ausgebildete Gehirn- und Gedächtnistrainerinnen vor methodische Herausforderungen. Deshalb sprechen wir in diesem Buch vereinfachend von Merkfähigkeit bei solchen Aufgaben, die das kurzzeitige Behalten von Inhalten erfordern.

Konzentration

Konzentration ist für alle Übungen unabdingbare Voraussetzung. Unter Konzentration verstehen wir die gebündelte Aufmerksamkeit auf eine einzige Sache, kurz gesagt: Bei der Sache sein. Konzentration ist die erste und wichtigste Voraussetzung für Gedächtnisleistungen wie Lernen und Merkfähigkeit. Ohne sie werden Informationen nicht richtig aufgenommen und können auch nicht gespeichert werden.

Viele Gedächtnisprobleme sind Konzentrationsprobleme. In der Schule und in anderen Lernsituationen, im Beruf oder im privaten Bereich können wir nur dann gute Leistungen bringen, wenn wir unsere Aufmerksamkeit auf eine Sache lenken.

In der Kommunikation mit Menschen mit Demenz ist zu beachten, dass neben den Gedächtnisfunktionen u. a. auch die Konzentrationsfähigkeit stark eingeschränkt ist, sie endet etwa nach zehn Minuten. Bei Personen mit fortgeschrittener Demenz ist eine Information nur für einige Sekunden verfügbar, danach wird sie wieder aus dem Kurzzeitgedächtnis gelöscht.

Im Umgang mit Menschen mit Demenz ist besonders auf eine störungsfreie Umgebung zu achten, die nicht mehrere unterschiedliche Sinnesreize zugleich bietet. Ein ritualisierter Tagesablauf ist sehr wichtig, denn gerade Menschen mit Demenz brauchen einen für sie bekannten und überschaubaren Lebensbereich mit strukturierten Abläufen, um sich in einer sich ständig verändernden Welt sicher und damit auch körperlich und geistig wohl zu fühlen. Je mehr die kognitive Leistungsfähigkeit des Gesprächspartners nachlässt, umso wichtiger ist die Interaktion, also gemeinsames Handeln, über alle Sinne!

Logik

Logisches Denken bedeutet: Neue Informationen werden mit bereits im Langzeitgedächtnis gespeicherten Kenntnissen, Beobachtungen, Einsichten und Erfahrungen verbunden, um ein aktuelles Problem zu lösen und richtige Aussagen zu erhalten.

Immer wieder aufs Neue ziehen wir Schlussfolgerungen aus unserem Wissen und wenden diese im täglichen Leben an. Auch wenn wir nicht ständig komplizierte Probleme lösen müssen, erfordern viele Situationen im Alltag logische Denkprozesse, wie z. B.

- beim Einkaufen: Rechenoperationen ermöglichen Preisvergleiche,
- in Diskussionen: stichfeste Argumentationen helfen beim Überzeugen anderer,
- beim Schachspielen: realistisches Abschätzen der Auswirkungen des nächsten Zuges beeinflusst den weiteren Spielverlauf,
- beim Lesen von Krimis: Kombinationsgabe und analytisches Denken sind Voraussetzungen, um dem Täter auf die Spur zu kommen,um nur einige zu nennen.

Das Training des logischen Denkens ist ein wichtiger Baustein zur Optimierung von Kompetenzen, auch im Alltag.

Logisches Denken kann der Mensch bis ins hohe Alter trainieren und damit etwas für seine geistige Fitness tun. Dass auch Logikübungen Spaß machen, beweisen immer wieder Aussagen von Teilnehmern an Gedächtnistrainingskursen, die von zertifizierten Trainern durchgeführt werden. Das gilt für orientierte Teilnehmende. Bei

Menschen mit Demenz sollte auf Logikaufgaben weitgehend verzichtet werden, denn schlussfolgerndes Denken ist für diese Zielgruppe schwierig bzw. oft unmöglich. So gilt es z. B. die Frage „Warum?" zu vermeiden.

Rechnen

Dass Rechnen eine wichtige Alltagskompetenz ist, erfahren wir jeden Tag aufs Neue: Was kostet der Einkauf im Supermarkt? Ist eine Großpackung im Vergleich mit der Normalgröße wirklich günstiger? Wie viel Geld bekomme ich zurück, wenn ich mit einem 50-Euro-Schein bezahle? Auch der Umgang mit Einheiten wie Länge, Zeit, Gewicht erfordert Grundkenntnisse im Rechnen, denn ohne diese gelingt kein Koch- oder Backrezept. Kopfrechnen gehört zu den Grundkompetenzen älterer Menschen, und auch Personen mit Demenz beherrschen oft noch das kleine Einmaleins außerordentlich gut. Psychologen erklären dieses Phänomen damit, dass die heute alten Generationen das Kopfrechnen überlernt, also immer weiter vertieft haben, obwohl sie es längst vollständig beherrschten. Rechenaufgaben sind für Menschen mit Demenz eine gute Möglichkeit, um Kompetenzgefühl zu vermitteln und gleichzeitig das Umgehen mit Zahlen, z. B. zum Lesen der Uhr, für die Alltagsgestaltung zu erhalten.

Strukturiertes Denken

Unser Gehirn braucht Struktur und Ordnung, um sich Dinge besser merken zu können. Besonders komplexe Informationen benötigen ein gutes Bezugs- oder Regelsystem zum Lernen und Einspeichern ins Langzeitgedächtnis. Gut strukturierte Inhalte prägen sich besser ein und lassen sich dadurch gezielter abrufen. Eine gezielte Strukturierung und Kategorisierung erhöht die geistige Leistungsfähigkeit.

Wahrnehmung

Wahrnehmung ist die unmittelbare Beziehung zwischen dem Menschen und seiner Umwelt. Im Alltagsverständnis wird das Wahrnehmen meist auf das Sehen und Hören beschränkt. Aber erst das Zusammenspiel der verschiedenen Sinne ermöglicht dem Menschen die sinnlichen Erfahrungen, die notwendig sind, um sich in seiner Umwelt zu orientieren und Handlungen durchzuführen. Ein regelmäßiges Wahrnehmungstraining im Hinblick auf die Erhaltung oder [eingeschränkte] Wiederherstellung von Alltagskompetenzen ist von daher wichtig und notwendig.

Wortfindung

Wortfindung meint nicht nur das Abrufen von Wörtern aus dem Wortspeicher, sondern auch das Bewusstmachen des eigenen Wortschatzes.

Die Wortfindung betrifft den aktiven und passiven Wortschatz. Je größer dieser Wortschatz ist, desto mehr Alternativen stehen bei der Wortwahl zur Verfügung. Ein großer Wortschatz verbessert die Kommunikationsfähigkeit. Er ist je nach Alter, Beruf und Interessen unterschiedlich. Der durchschnittliche aktive Wortschatz beträgt ca. 5000 Wörter. Wir verstehen (passiver Wortschatz) aber vier- bis fünfmal so viel.

Nur derjenige, dem eine ausreichende Anzahl an Wörtern zur Verfügung steht, kann seine eigenen Gedanken beschreiben und anderen Menschen seine Wünsche und Bedürfnisse mitteilen. Voraussetzung für eine gelingende sowie sach- und situationsangemessene Gesprächsführung ist ein reichhaltiger und treffsicherer Wortschatz, auch wenn dieser vom beruflichen Werdegang, den individuellen Interessengebieten und dem jeweiligen gesellschaftlichen Umfeld abhängig ist.

Personen mit einem großen Wortschatz können selbst bei beginnender Demenz noch längere Zeit Konversationen führen, da ihnen zur Beschreibung von Sachverhalten mehr Synonyme zur Verfügung stehen und Umschreibungen besser gelingen.

Übersicht nach Trainingsschwerpunkten

Trainings-schwerpunkt	Übungs-Bezeichnung	Weitere Trainingsbereiche	Seite
Arbeitsgedächtnis (Informations-Verarbeitungs-Geschwindigkeit und | oder Merkfähigkeit)			
	A1 bis E6	Strukturiertes Denken Buchstabieren	36
	Am laufenden Band	Wahrnehmung Wortfindung	37
	Bewegtes Alphabet	Koordination	41
	Bildbeschreibung	Wahrnehmung Wortfindung	42
	Einkaufsplanung	Schreiben Umgang mit Zahlen	48
	Erinnerungspunkte	Wahrnehmung Gehfähigkeit	49
	Farbige Lebensmittel	Wortfindung Kreativität	50
	Finger tippen	Wahrnehmung, taktil	51
	Gedankenverbindung	Strukturiertes Denken Wortfindung Kreativität Gedächtnis	52
	Gut gemerkt	Räumliches Denken Wahrnehmung	55
	Hören Sie mal	Wahrnehmung	56
	Hund-Katze-Maus	Konzentration Koordination	57
	Hütchenspiel	Wahrnehmung	58
	Immer der Reihe nach	Wortfindung	61
	Jahreszeiten nach Farben	Wahrnehmung Wortfindung Farberkennung Zeitliche Orientierung	63
	Karten legen		64

Trainings-schwerpunkt	Übungs-Bezeichnung	Weitere Trainingsbereiche	Seite
	Katalog-Shoppen	Konzentration Wortfindung Wahrnehmung	66
	Merken nach Farben	Wortfindung Farbzuordnung Assoziatives Denken	71
	Münzenballett	Wahrnehmung Fingerfertigkeit	73
	Nummernsuche	Umgang mit Stiften	76
	Ohren spitzen	Wahrnehmung Konzentration	77
	Patience	Konzentration Anregung zu Eigeninitiative	79
	Quersummen rechnen	Umgang mit Zahlen Konzentration	80
	Rechnen mit Farben	Wahrnehmung Rechnen	83
	Rechnen mit Würfeln	Rechnen Umsetzen: analog - digital Farbzuordnung	84
	Rechnen verkehrt	Konzentration Denkflexibilität	85
	Rot auf Schwarz		86
	Schnapp den Zwilling		90
	Streichholzmuster	Wahrnehmung Räumliches Denken	92
	Telefonnummern merken		94
	Überraschungseier 1		96
	Überraschungseier 2	Handlungsanweisungen befolgen Denkflexibilität	97
	Verbotene Buchstaben		98
	Verbotene Zahl		99
	Was kostet die Welt	Rechnen	102
	Würfeltour bis 50	Rechnen Umsetzen: analog - digital	106

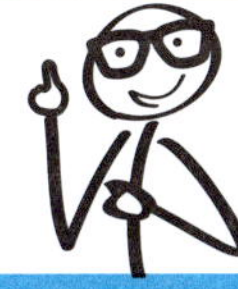

Trainings-schwerpunkt	Übungs-Bezeichnung	Weitere Trainingsbereiche	Seite
	Zimmer umräumen	Formulieren	111
	Zugabe		113
	Zwei zurück	Konzentration	114
Strukturiertes Denken			
	A1 bis E6	Arbeitsgedächtnis	36
	Gedankenverbindung	Arbeitsgedächtnis Assoziatives Denken Fantasie Kreativität	52
	Schätzen Sie mal	Wahrnehmung Konzentration	88
Logik			
	Gut angelegt		54
	Käsekästchen	Umgang mit Stiften	65
	Würfelglück		105
	X und O	Strategisches Denken Umgang mit Stiften	107
	Zahlenpuzzle	Feinmotorik	110
Wahrnehmung			
	Am laufenden Band	Arbeitsgedächtnis Wortfindung	37
	Baumarkt-Gutschein	Wortfindung Kreativität Planvoll handeln	39
	Bildbeschreibung	Wortfindung Arbeitsgedächtnis	42
	Das Ding in meiner Hand	Wortfindung Assoziatives Denken	45
	Ecken zuordnen	Räumliches Denken	47
	Erinnerungspunkte	Arbeitsgedächtnis	49
	Finger tippen	Arbeitsgedächtnis	51
	Hören Sie mal	Arbeitsgedächtnis	56
	Inserat aufgeben	Formulieren Kreativität Schreiben	62

Trainings-schwerpunkt	Übungs-Bezeichnung	Weitere Trainingsbereiche	Seite
	Jahreszeiten nach Farben	Arbeitsgedächtnis Wortfindung Farbzuordnung	63
	Lustige Zollstöcke	Kreativität Koordination	68
	Magische Wörter	Wortfindung Farberkennung	69
	Münzenballett	Arbeitsgedächtnis Fingerfertigkeit	73
	Muster spiegeln	Räumliches Denken Umgang mit Stiften	74
	Ohren spitzen	Arbeitsgedächtnis	77
	Raumwege	Gehen Denkflexibilität	82
	Rechnen mit Farben	Arbeitsgedächtnis Rechnen Farbzuordnung	83
	Sammeltasse im Regal	Formulieren Kreativität Orientierung	87
	Schau mir in die Augen Kleines	Formulieren Erinnerungsarbeit	89
	Streichholzmuster	Arbeitsgedächtnis Räumliches Denken	92
Wortfindung			
	Am laufenden Band	Wahrnehmung Arbeitsgedächtnis	37
	Assoziationen	Kreativität	38
	Baumarkt-Gutschein	Wahrnehmung Kreativität Planvolles Handeln	39
	Bewegen nach Buchstaben	Kreativität	40
	Bildbeschreibung	Wahrnehmung	42
	Buchstaben abräumen	Planvolles Handeln	43

Trainings-schwerpunkt	Übungs-Bezeichnung	Weitere Trainingsbereiche	Seite
	Das Ding in meiner Hand	Wahrnehmung Assoziatives Denken	45
	Das Ende vom Anfang	Formulieren Kreativität	46
	Farbige Lebensmittel	Arbeitsgedächtnis Kreativität Farbzuordnung	50
	Gedankenverbindung	Arbeitsgedächtnis Strukturiertes Denken Kreativität Assoziatives Denken	52
	Gemeinsamkeiten	Kreativität Strukturbildung	53
	Ich nehme ein A		59
	Ich sage D	Denkflexibilität	60
	Immer der Reihe nach	Arbeitsgedächtnis	61
	Jahreszeiten nach Farben	Wahrnehmung Arbeitsgedächtnis Farbzuordnung	63
	Magische Wörter	Wahrnehmung Farberkennung	69
	Maximal vier	Formulieren Umgang mit Stiften	70
	Merken nach Farben	Arbeitsgedächtnis Assoziatives Denken Farbzuordnung	71
	Mit Händen und Füßen	Denkflexibilität	72
	Namensvetter	Erinnerungsarbeit	75
	Oma kauft Geschenke	Formulieren Kreativität Fantasie	78
	Quiz-Quicki	Formulieren Wissens-Abruf	81
	Tante Trudes Weltreise		93
	Tiger-Treff		95

Trainings-schwerpunkt	Übungs-Bezeichnung	Weitere Trainingsbereiche	Seite
	Verrückte Pendants	Kreativität	100
	Versteckte Wörter	Abstraktionsfähigkeit	101
	Wolkenbilder	Kreativität	104
	Yen	Assoziatives Denken	108
	Yunus und der Friedensnobelpreis	Wissens-Abruf	109
	Zwillings-ABC	Schreiben	115
Formulieren			
	Cousine Adelgunde und ihr Elefant	Kreativität	44
	Das Ende vom Anfang	Wortfindung Kreativität	46
	Inserat aufgeben	Kreativität Wahrnehmung Schreiben	62
	Lexikonspiel	Kreativität Fantasie Lesen	67
	Maximal vier	Wortfindung	70
	Oma kauft Geschenke	Wortfindung Kreativität	78
	Quiz-Quicki	Wortfindung Wissens-Abruf	81
	Sammeltasse im Regal	Kreativität Wahrnehmung Orientierung	87
	Schau mir in die Augen Kleines	Wahrnehmung Erinnerungsarbeit	89
	Sitzfleisch	Denkflexibilität Denken in Symbolen	91
	Wegbeschreibung	Räumliches Denken	103
	Zimmer umräumen	Arbeitsgedächtnis Aufmerksamkeit	111

Trainings-schwerpunkt	Übungs-Bezeichnung	Weitere Trainingsbereiche	Seite
Kreativität			
	Assoziationen	Wortfindung	38
	Baumarkt-Gutschein	Wortfindung Wahrnehmung Arbeitsgedächtnis Planvolles Handeln	39
	Bewegen nach Buchstaben	Wortfindung	40
	Cousine Adelgunde und ihr Elefant	Formulieren	44
	Das Ende vom Anfang	Formulieren Wortfindung	46
	Farbige Lebensmittel	Arbeitsgedächtnis Wortfindung Farbzuordnung	50
	Gedankenverbindung	Arbeitsgedächtnis Strukturiertes Denken Assoziatives Denken Wortfindung	52
	Gemeinsamkeiten	Wortfindung Strukturbildung	53
	Inserat aufgeben	Formulieren Wahrnehmung Schreiben	62
	Lexikonspiel	Formulieren Lesen	67
	Lustige Zollstöcke	Koordination	68
	Oma kauft Geschenke	Formulieren Wortfindung	78
	Sammeltasse im Regal	Formulieren Wahrnehmung Orientierung	87
	Verrückte Pendants	Wortfindung	100
	Wolkenbilder	Wortfindung	104
	Zuerst die Arbeit …		112

Trainings-schwerpunkt	Übungs-Bezeichnung	Weitere Trainingsbereiche	Seite
Rechnen			
	Rechnen mit Farben	Arbeitsgedächtnis Wahrnehmung Farbzuordnung	83
	Rechnen mit Würfeln	Arbeitsgedächtnis Umsetzen: analog - digital	84
	Was kostet die Welt?	Arbeitsgedächtnis	102
	Würfeltour bis 50	Arbeitsgedächtnis Umsetzen: anaog - digital	106

Regeln für anleitende Personen

Die kognitiven Ressourcen von Menschen bleiben nur dann erhalten oder Defizite können kompensiert werden, wenn die Betreffenden regelmäßig ihr Gehirn fordern und trainieren. Daher bedarf es einer genauen Planung, um alle Bewohner zu erreichen und jeweils die individuell passende Denkaufgabe auszuwählen.
Folgende Aspekte helfen bei der Planung:

- Klären Sie vor jedem Besuch der Bewohnerinnen mit dem Pflegeteam ab, ob jemand aktuell durch akute Schmerzen oder schlechten Allgemeinzustand eingeschränkt ist. Wenn das kognitive Training an diesem Tag ausfallen muss, freuen sich Betroffene trotzdem über einen kurzen Besuch der AP.
- Erläutern Sie den TN das Konzept und dass es darum geht, sich geistig fit zu halten. So können TN Motivation entwickeln und sich auf die täglichen kurzen Einheiten einstellen.
- Führen Sie kurze Begrüßungs-und Abschluss-Rituale ein. Zu Beginn kann das die Begrüßung mit Handschlag oder eine Initialberührung an der Schulter sein, zum Abschied können Sie z. B.

auf das Nachmittagsprogramm im Haus verweisen. Die Ansprache mit dem Namen gehört immer mit dazu.

- Zeigen Sie den TN immer wieder auf, was die jeweils auf dem Programm stehende Übung für deren Alltag bedeutet. Wo hilft es ihnen ganz konkret, ihre kognitiven Ressourcen zu erhalten oder neu zu erarbeiten?
- Animieren Sie die TN, sich auch selbstständig mit den Aufgaben zu beschäftigen. Erklären Sie ihnen, dass nur durch ständiges Training ein Effekt eintreten kann.
- Passen Sie die Übungen immer wieder an, so dass sie für die TN eine Herausforderung bedeuten. Auch wenn nicht auf Anhieb alles klappt – der Wert des Trainings liegt vor allem im Üben, d. h. die Denkaufgaben dürfen durchaus anstrengend oder schwierig sein.
- Zeigen Sie den TN Erfolge auf. Dabei bedeutet Erfolg nicht unbedingt, dass sich immer etwas verbessern muss. Erhalt der geistigen Ressourcen ist oft bereits ein großer Erfolg!
- Am Ende einer Einheit sollte immer ein Erfolgserlebnis stehen, denn das tägliche „Denkkonfekt" soll nicht frustrieren, sondern den Tag versüßen. Halten Sie für den Fall einer eventuellen Überforderung zusätzlich eine andere, kurze Aufgabe bereit, die Ihre TN gut können.

Verwendete Abkürzungen

AP = Anleitende Person
TN = Teilnehmer/in

DENKKONFEKT VON A – Z

Ab hier folgen jede Menge Denkkonfekt-Stückchen, alphabetisch sortiert nach den Anfangsbuchstaben der Aufgaben-Titel. Eine tabellarische Übersicht nach Trainingsbereichen finden Sie ab S. 26.

A1 BIS E6

Material: Vorbereitete Buchstabiertafel mit 30 Feldern im Koordinatensystem – Zahlen 1 bis 6 auf der X-Achse und Buchstaben A bis E auf der Y-Achse.

	1	2	3	4	5	6
A	A	B	C	D	E	F
B	G	H	I	J	K	L
C	M	N	O	P	Q	R
D	S	T	U	V	W	X
E	Y	Z	Ä	Ö	Ü	B

Aufgabe:

- Die Buchstabiertafel liegt entweder jedem TN als Kopie vor oder sie wird für alle sichtbar an die Wand projiziert.
- Die AP beginnt ein Wort zu buchstabieren, indem sie die Koordinaten jedes einzelnen Buchstaben nennt, z. B. B2, A1, D3, D1 = HAUS. Die TN verfolgen die Ansage und benennen am Ende das Wort. Nach jedem Durchgang erfolgt ein Rollentausch.
- Die Wortlänge ist abhängig von den kognitiven TN-Fähigkeiten.

Varianten:

- Die Buchstaben auf der Tafel nicht in Folge, sondern völlig durcheinander anordnen.
- Anstelle von Buchstaben füllen Adjektive (Eigenschaftswörter) die Felder. Zu den Koordinaten soll der Begriff gefunden und ein dazu passender Gegenstand genannt werden, z. B. „spitz = Nadel" usw.

Trainingsschwerpunkte:

- Arbeitsgedächtnis, Buchstabieren.

Formulierungs-Vorschlag: *Arbeitsgedächtnis und strukturiertes Denken trainiert.*

AM LAUFENDEN BAND

Material: Ca. 20 Gegenstände oder große Bildkarten mit Gegenständen, 2 Taschen, Körbe oder kleine Kisten, Stift und Papier.

Aufgabe:

- Vorbild der Übung ist die Sendung „Am laufenden Band" mit Rudi Carrell (1934-2006). Am Ende der Show musste sich der Gewinner am Förderband vorbeifahrende Konsumartikel merken. Alle, die er danach noch wusste, durfte er mit nach Hause nehmen.
- AP nimmt einen Gegenstand aus einer Tasche, TN schaut ihn an, AP steckt ihn in den anderen Behälter. So wird auch mit den anderen Gegenständen verfahren. Verwendet man Bilder, werden sie gezeigt und verdeckt auf einen zweiten Stapel abgelegt.
- Nachdem alle Objekte gezeigt wurden, schreibt der TN die erinnerten auf oder nennt sie. Anschließend die Gegenstände noch einmal zeigen und mit der Liste vergleichen.

Varianten:

- Je nach kognitiver Fitness die Anzahl der Objekte variieren.
- Kognitiv sehr fitten TN nach der Präsentation eine kleine Rechenaufgabe zur Ablenkung stellen, erst dann wird aufgeschrieben.
- Kognitiv schwächere TN nehmen 10 Gegenstände nacheinander aus der Kiste und erklären, was es ist. Anschließend legen sie die Gegenstände wieder in die Schachtel zurück. Dann zählen sie die Objekte aus der Erinnerung auf.

Trainingsschwerpunkte:

- Arbeitsgedächtnis, Informationsverarbeitung, visuelle Wahrnehmung, Wortfindung.

Formulierungs-Vorschlag: *Gezielt die Bereiche Merkfähigkeit, Informationsverarbeitung, visuelle Wahrnehmung, Wortfindung gefördert.*

ASSOZIATIONEN

Material: Keins.

Aufgabe:

- Gedanken spinnen, Begriffe nennen und miteinander verknüpfen – zu zweit oder in der Gruppe.
- Mit einem beliebigen Wort beginnen, z. B. Buch. Zu diesem Begriff spontan und ohne lange nachzudenken drei neue Wörter beliebiger Wortarten finden, z. B. Seite – lesen – Autor. Danach fortsetzen mit einem nächsten Begriff, z. B. Hotel: Zimmer – Ferien – schlafen.

Varianten:

- Eine Assoziationskette bilden. Dabei bezieht sich jedes Wort nur auf das zuvor genannte. Das dritte Wort muss also mit dem erstgenannten inhaltlich nichts mehr zu tun haben. Beispiel: Museum – Bild – Farbe – blau – Meer – Strand – Urlaub – erholen …
  Diese Form lässt sich gut als Partnerübung im Ping-Pong-Takt durchführen.
- Wie in der Grundform oben, aber das Ausgangswort wird nicht genannt, sondern soll vom Partner aus den drei assoziierten Begriffen erschlossen und geraten werden.

Trainingsschwerpunkte:

- Wortfindung, semantische Verknüpfung, Kreativität, Abruf aus dem Langzeitgedächtnis.

Formulierungs-Vorschlag: *Mit Sprachspiel semantische Verknüpfung und Kreativität trainiert.*

BAUMARKT-GUTSCHEIN

Material: Katalog oder Prospekt eines Baumarktes.

Aufgabe:

- TN stellen sich vor, sie hätten einen Gutschein in Höhe von 500 Euro für den Baumarkt gewonnen. Sie suchen sich Waren aus, die den Gutschein-Betrag nicht überschreiten. Es soll so wenig Geld wie möglich übrigbleiben.
- TN addiert die einzelnen Posten im Kopf.
- Zum Schluss wird noch einmal nachgerechnet und ermittelt, welcher Betrag übrigbleibt.

Varianten:

- AP gibt Vorgabe für ein Ereignis, z. B. Gartenanlage, Badrenovierung, Dachausbau …
- Es gibt eine Einschränkung, z. B. nur elektrisch betriebene Geräte oder alles ohne Strom …
- TN macht eine eigene Wunschliste und sucht danach Waren aus.

Trainingsschwerpunkte:

- Informationsverarbeitung, Merkfähigkeit, Konzentration.

Formulierungs-Vorschlag: *Anknüpfen an Alltagskompetenzen, gezielte Förderung in den Bereichen Informationsverarbeitung, planvolles Handeln und Konzentration.*

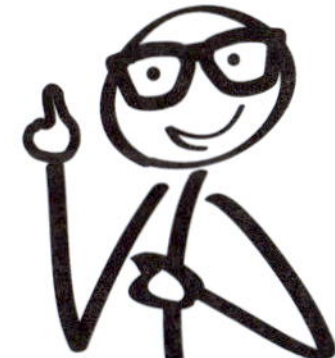

BEWEGEN NACH BUCHSTABEN

Material: Buchstaben A bis Z – in Form von Karten oder Plättchen oder beschrifteten Schraubdeckeln …

Aufgabe:

- Ein TN zieht vom verdeckten Kartenstapel oder aus einem Beutel einen beliebigen Buchstaben.
- Dazu gilt es, eine passende Bewegung zu finden, die mit dem gezogenen Buchstaben beginnt. Lautet die Vorgabe z. B. „K", kommt klettern in Frage oder kriechen.
- Da die genannte Bewegung pantomimisch gezeigt werden soll, werden sich alte Menschen eher meist eher fürs Klettern entscheiden als fürs Kriechen.
- Wird ein Buchstabe mehrmals gezogen, sollte möglichst eine neue Bewegung gefunden werden, die noch nicht genannt wurde.

Varianten:

- Um den TN mehr Auswahlmöglichkeiten zu geben, in jedem Durchgang zwei Buchstaben ziehen, von denen nur einer für die Aufgabe gewählt wird. Wer hat, kann dafür die Karten aus *Das Vielspiel* benutzen, die in einem Feld immer zwei Buchstaben enthalten.
- Um das Spektrum der Möglichkeiten zu erweitern, können Wortkombinationen zugelassen werden, etwa bei „K" Kanu fahren.

Trainingsschwerpunkte:

- Kreativität, Wortfindung, Beweglichkeit.

Formulierungs-Vorschlag: *Pantomimisch Alltagsbewegungen ausgeführt, Kreativität und Wortfindung trainiert.*

BEWEGTES ALPHABET

Material: Ein Arbeitsblatt mit den Buchstaben des Alphabets von A - Z und den jeweiligen Instruktionen kann jeweils selbst erstellt werden.

A	B	C	D	E	F	G	H	I	J	K	L	M
R	L	B	B	R	L	L	R	B	L	L	R	B
N	O	P	Q	R	S	T	U	V	W	X	Y	Z
B	R	L	R	L	B	L	R	R	R	L	B	B

L = linker Arm hochstrecken R = rechter Arm hochstrecken B = beide Arme hochstrecken

Aufgabe:

- TN hat das Arbeitsblatt vor sich liegen und liest das Alphabet laut vor. Bei jedem Buchstaben wird die entsprechende Bewegung ausgeführt, deren Symbol unter dem Buchstaben zu sehen ist. Das Alphabet kann vorwärts und rückwärts aufgesagt werden.

Varianten:

- Es werden noch weitere Instruktionen eingeführt, z. B. K = Klatschen, S = mit dem Fuß stampfen. Das Arbeitsblatt kann dementsprechend variiert werden.
- AP hält mit der einen Hand eine Buchstabenkarte hoch und mit der anderen eine Karte mit der Instruktion zur Bewegung.

Trainingsschwerpunkte:

- Konzentration, Koordination, Informationsverarbeitung.

Formulierungs-Vorschlag: *Gezielt die Konzentration und Koordination gefördert sowie die Informationsverarbeitung trainiert.*

BILDBESCHREIBUNG

Material: Ein gut erkennbares Bild mit vielen Details – Foto, Kalenderblatt, Ansichtskarte, Zeitungsausschnitt ... oder als Projektion an der Wand.

Aufgabe:

- Die TN betrachten intensiv das Bild, finden und benennen einzelne, darauf zu sehende Gegenstände, beschreiben Gesamteindruck, Stimmung usw.
- Die AP und TN benennen im Wechsel jeweils ein Objekt, das der andere suchen und antippen soll.
- Wie oben, aber es werden zwei, drei, vier Objekte genannt. Erst nach Nennung des letzten dürfen die TN das Bild wieder betrachten und mit der Suche beginnen.
- Am Ende wird das Bild verdeckt und aus der Erinnerung beschrieben. Sind die wesentlichen Elemente erfasst?

Varianten:

- Kognitiv eingeschränkte TN können das Bild durchgängig bei allen Aufgaben betrachten. Dabei Motive mit weniger Details wählen.
- Kognitiv fitte TN betrachten zwei Bilder. Bei der Objektsuche müssen sie schnell umschalten von einem Bild zum anderen, erkennen oder thematisch erschließen, in welchem Zusammenhang sich der gesuchte Gegenstand befindet.

Trainingsschwerpunkte:

- Visuelle Wahrnehmung, Arbeitsgedächtnis, Gedächtnis.

Formulierungs-Vorschlag: *Bei einer Bildbetrachtung visuelle Wahrnehmung, Wortfindung und Arbeitsgedächtnis trainiert.*

BUCHSTABEN ABRÄUMEN

Material: 1 Satz Buchstabenkarten oder Scrabble-Steine von A – Z (kein Konsonant ist doppelt vorhanden, die Vokale können jeweils zweimal verfügbar sein)

Aufgabe:

- Alle Buchstabenkarten oder Scrabble-Steine liegen offen auf dem Tisch.
- TN überlegt sich ein möglichst langes Wort, das mit den vorhandenen Buchstaben zu bilden ist. Diese Schriftzeichen sucht er nun heraus und legt sie vor sich hin.
- AP (oder ein weiterer TN) verwendet nun die verbleibenden Buchstaben für das nächste Wort.
- Das ABC wird so lange abgeräumt, bis kein sinnvolles Wort mehr zu bilden ist.
- Die Mitspieler bekommen für jeden zielgerichtet verwendeten Buchstaben einen Punkt.

Achtung: Da kein Buchstabe doppelt vorhanden ist, muss genau überlegt werden. Mit den Vokalen sollte sehr sparsam umgegangen werden.

Variante:

- Jeder TN bekommt ein eigenes Alphabet.

Trainingsschwerpunkt:

- Wortfindung, strategisches Denken.

Formulierungs-Vorschlag: *Gezielte Förderung in den Bereichen Wortfindung und planvolles Handeln.*

COUSINE ADELGUNDE UND IHR ELEFANT

Material: Bildkarten, z. B. *Die kleine Plaudertasche* oder Bildmotive aus Zeitschriften (ausschneiden und auf Kärtchen kleben).

Aufgabe:

- TN überlegt sich eine Person aus der Verwandtschaft oder dem guten Bekanntenkreis.
- Die Bilder liegen mit der Rückseite nach oben auf dem Tisch verteilt.
- TN nimmt sich ein Bild, dreht es um und überlegt sich spontan, warum genau dieses Motiv ein tolles Präsent für die ausgewählte Person ist. Beispiel: Cousine Adelgunde bekommt eine Zoo-Patenschaft für einen Elefanten, weil sie schon immer gerne auf Safari gehen wollte.
- Die Übung sollte über mehrere Runden durchgeführt werden, auch die AP macht mit.

Varianten:

- TN nennt anstelle des Verwandten eine Person aus dem öffentlichen Leben (Schauspieler, Politiker …).
- TN zieht für sich selbst ein Bildmotiv und überlegt sich, wie er das „unbeliebte" Geschenk wieder loswird.

Trainingsschwerpunkte:

- Formulieren, Fantasie und Kreativität.

Formulierungs-Vorschlag: *Gezielte Förderung in den Bereichen Formulieren, Fantasie und Kreativität.*

DAS DING IN MEINER HAND

Material: Mehrere kleine Alltagsgegenstände.

Aufgabe:

- Die AP beginnt mit einem beliebigen, kleinen Gegenstand aus dem Haushalt oder aus der Natur, den sie in der Hand versteckt und ihrem Gegenüber mit Worten beschreibt.
- Die TN raten, um was es sich handeln könnte – eine Kastanie, ein Zapfen, ein Blatt, eine Büroklammer, ein Knopf, eine Münze, ein Streichholz, ein Wollknäuel ...
- Beispiel: „Das Ding in meiner Hand ist glatt und hart. Es hat Kanten. Für seine geringe Größe ist es relativ schwer ..."
  ➔ Gesucht wird ein Kieselstein.
- Anschließend werden die Rollen getauscht – die TN beschreiben jeweils einen kleinen Gegenstand, den es zu erraten gilt.

Varianten:

- Eine Auswahl an Gegenständen liegt bereit und kann vor jedem Spieldurchgang betrachtet werden. So wissen alle, dass es eins der zuvor gesehenen Dinge sein muss, das da beschrieben wird. Das begrenzt die Möglichkeiten und vereinfacht die Übung deutlich.
- Die beschreibende Person zieht mit geschlossenen Augen ein Teil aus einem Beutel und weiß selbst nicht, was sie in der Hand hält, kann also wirklich nur das in Worte fassen, was sie ertastet.

Trainingsschwerpunkte: Taktile Wahrnehmung und Wortfindung, assoziatives Denken.

Formulierungs-Vorschlag: *Taktile Wahrnehmung und Differenzierung in Kombination mit Wortfindung und assoziativem Denken gefördert.*

DAS ENDE VOM ANFANG

Material: Keins.

Aufgabe:

- TN überlegt sich einen [Nonsens-]Satz, in dem jedes Wort mit dem Endbuchstaben des vorhergehenden Wortes anfängt.
- Beispiel: Alle Elefanten nagen Nüsse.
- Für jedes Wort gibt es einen Punkt.
- Je länger der Satz, desto mehr Punkte gibt es.

Variante:

- Kognitiv sehr fitten TN kann man eine Mindestwortzahl vorgeben.

Trainingsschwerpunkte:

- Wortfindung, Formulieren, Fantasie und Kreativität.

Formulierungs-Vorschlag: *Neben dem Training der kognitiven Fähigkeiten Wortfindung und Formulieren wurden Fantasie und Kreativität gefördert.*

ECKEN ZUORDNEN

Material: Mehrere eckige Bierdeckel (möglichst unterschiedliche Marken), ein Teppichmesser oder eine stabile Schere. Für die Varianten zusätzlich Papier und Kleber.

Aufgabe:

- Je mehr Deckel, desto schwieriger die Aufgabe.
- Mit Teppichmesser oder Schere von jedem Deckel eine Ecke abschneiden, so dass jedem Deckel ein Dreieck fehlt.
- Haben alle Ecken gleiche Winkel und Größe, ist die Zuordnung schwieriger. Variieren die Winkel der Dreiecke, lassen sich die passenden Teile leichter finden.
- Fertige Puzzleteile – Deckelkörper und Ecken – durcheinander auf dem Tisch auslegen und möglichst schnell die Bierdeckel wieder komplettieren.
- Dabei zunächst nur mit den Augen arbeiten, also die Teile genau betrachten und so herausfinden, was zusammenpasst. Das ist – je nach Zusammenstellung – am Aufdruck oder an der Form zu erkennen. Erst nach intensiver Betrachtung und Überlegung die Teile zur Kontrolle zusammenfügen.

Varianten:

- Von jedem Deckel werden zwei Ecken entfernt, so dass jeweils drei zusammengehörige Teile entstehen.
- Die Deckel werden – vor dem Abschneiden der Ecken – mit Geschenkpapier, Kalender- oder Zeitschriftenbildern beklebt.

Trainingsschwerpunkte:

- Visuelle Wahrnehmung, räumlich-konstruktives Denken.

Formulierungs-Vorschlag: *Räumliches Denken im zweidimensionalen Raum und visuelle Wahrnehmung geübt.*

EINKAUFSPLANUNG

Material: Je TN ein Prospekt eines beliebigen Supermarkts, ein leeres Blatt und ein Stift.

Aufgabe:

- Auf Ansage der AP einen Einkaufszettel zusammenstellen. Alle Produkte sollen nacheinander im Prospekt gefunden und auf dem Zettel mit Preis notiert werden: 250 g Markenbutter, 1 kg Mehl, 2 Brötchen, 1 Flasche Duschgel der Marke X usw.
- Kognitiv fitte TN addieren am Ende die Preise aller gewählten Artikel, damit sie wissen, wie viel Geld sie für den Gang zum Supermarkt einpacken müssen.
- TN mit leichten kognitiven Einschränkungen runden die Preise ab – schon beim Aufschreiben oder erst beim Addieren – und ermitteln eine ungefähre Summe.
- Wer nicht mehr schreiben kann, kreist die Artikel im Prospekt ein und blättert beim Addieren von Seite zu Seite.

Varianten:

- Die Artikel für den Einkaufszettel werden nicht von der AP, sondern reihum von den TN genannt und anschließend von allen gesucht.
- Nach der Übung lenkt die AP die TN kurz ab, z. B. mit einer Buchstabier- oder Rechenaufgabe. Danach stellen sich die TN vor, sie stehen im Supermarkt und haben den Einkaufszettel zu Hause vergessen. Welche Artikel standen drauf?
  ➔ Basis-Lern-Geschwindigkeit.

Trainingsschwerpunkte:

- Arbeitsgedächtnis, Rechnen, Schreiben.

Formulierungs-Vorschlag: *Arbeitsgedächtnis mit alltagspraktischem Bezug trainiert und Schreiben einer Wortliste sowie Addition von Zahlen.*

ERINNERUNGSPUNKTE

Material: Keins.

Aufgabe:

- Bei einem sehr kurzen Spaziergang – je nach Mobilität der TN und Rahmenbedingungen – auf dem Wohnbereich, im Freien oder sogar nur im Zimmer, geht es darum, gezielt Erinnerungspunkte zu setzen.
- Das bedeutet, an einzelnen Punkten wird gedanklich oder tatsächlich sehr kurz innegehalten: An der Tür zum Treppenhaus, am Stillleben der heimischen Malerin, am Schwarzen Brett, an der Blumendekoration usw.
- Diese Stationen werden anschließend, wieder am Ausgangspunkt angekommen, noch einmal in Erinnerung gerufen, möglichst in der gleichen Reihenfolge, in der sie eingespeichert wurden.

Varianten:

- Bei nicht gehfähigen TN schiebt die AP den Rollstuhl über den Wohnbereich. An jeder Station sorgt eine kurze Gehbewegung im Sitzen am Platz für besseres Einspeichern.
- Der Spaziergang wird nur mit den Augen unternommen von einem Punkt aus, an dem viel zu sehen und zu überblicken ist.

Trainingsschwerpunkte:

- Ausdauer, Aufmerksamkeit, visuelle Wahrnehmung, Merkfähigkeit.

Formulierungs-Vorschlag: *Visuelle Wahrnehmung, Aufmerksamkeit und Merkfähigkeit in Fortbewegung trainiert mit einem Aktionsradius von ca. X Metern. [Hinweis: Für X = Entfernung einfügen]*

FARBIGE LEBENSMITTEL

Material: Keins oder bei Bedarf Papier und Stift.

Aufgabe:

- TN wählt eine beliebige Farbe.
- Dazu wird alles Essbare gesammelt, was der oder den TN einfällt. Günstig ist, in Gedanken durch den Supermarkt an der Ecke oder durch ein Feinkostgeschäft zu gehen. Die TN können auch einen imaginären Kühlschrank oder die Vorratskammer plündern. Was lässt sich dort zur vorgegebenen Farbe finden?
- Bei Gelb könnten zum Beispiel Bananen und Curry auf dem Zettel stehen, aber auch Safran und Zitronen usw. Bei Rot vielleicht Kirschen, Erdbeeren, Blutwurst, Tomaten und rohes Fleisch ...
- Alle Begriffe sollten möglichst nur einmal genannt, müssen also kurz gespeichert werden.
- Wer's gern schwieriger haben möchte, kann ein weiteres Merkmal als Vorgabe suchen, etwa alles Rote, was weich ist oder alles Gelbe, was flüssig ist usw.

Varianten:

- Die Farbwahl erfolgt mit Hilfe eines Farbenwürfels oder indem eine Farbkarte gezogen wird.
- Die genannten Begriffe werden aufgeschrieben.

Trainingsschwerpunkte:

- Wortfindung, Farbzuordnung, Abruf aus dem Altgedächtnis, Arbeitsgedächtnis, Fantasie – gegebenenfalls zusätzlich Schreiben.

Formulierungs-Vorschlag: *Arbeitsgedächtnis, Wortfindung und Alltagskompetenz trainiert. Wortliste geschrieben [falls TN tatsächlich geschrieben hat].*

FINGER TIPPEN

Material: Keins.

Aufgabe:

- Ein TN legt beide Hände flach auf den Tisch. Handrücken zeigen nach oben.
- Die AP tippt nacheinander mehrere Finger der TN an, etwa im Sekundentakt.
- Der TN hebt sofort anschließend in möglichst gleicher Reihenfolge jeden getippten Finger kurz an und legt ihn wieder ab. Danach erfolgt ein Rollentausch – der TN tippt, die AP merkt sich die Reihenfolge und hebt danach die Finger.
  Wird der Reihe nach von links nach rechts getippt, ist es einfacher – durcheinander, mal rechte, mal linke Hand, ist deutlich schwieriger.
- Zu Beginn zum Verstehen des Handlungsablaufs nur zwei Finger antippen, später langsam steigern auf drei oder vier. Immer einen Finger mehr antippen, als sich der TN sicher merken kann. Nach einigen Durchgängen die Anforderung wieder zurücknehmen, so dass ein Erfolgserlebnis am Ende steht.

Varianten:

- Die AP berührt die Finger nicht, sondern zeigt nur darauf.
- Der TN schließt die Augen, spürt nur und sieht nicht, welche Finger angetippt werden.

Trainingsschwerpunkte:

- Taktile Wahrnehmung und Merkspanne.

Formulierungs-Vorschlag: *Fingerübung zur taktilen Wahrnehmung und Förderung der Merkspanne durchgeführt.*

GEDANKENVERBINDUNG

Material: Keins.

Aufgabe:

- AP und TN wählen jeweils ein Substantiv (Hauptwort).
- TN überlegt sich, was die beiden Begriffe gemeinsam haben.
- Beispiel: TN nennt „Schuh", AP sagt „Vorhang". Mögliche Lösungen: Beide Dinge bedecken etwas, den Fuß und die Aussicht. Oder beide Dinge können aus Stoff bestehen.
- Die Übung sollte über mehrere Runden durchgeführt werden.

Ergänzungen:

- Alle genannten Begriffe zum Schluss wiederholen.
- Aus den genannten Begriffen eine Fantasiegeschichte entwickeln.

Trainingsschwerpunkte:

- Wortfindung, assoziatives Denken, Strukturbildung, Merkfähigkeit, Fantasie und Kreativität.

Formulierungs-Vorschlag: *Gezielte Förderung in den Bereichen Wortfindung, assoziatives Denken, Strukturbildung, Merkfähigkeit, Fantasie und Kreativität.*

GEMEINSAMKEITEN

Material: Keins.

Aufgabe:

- AP nennt ein dingliches Substantiv (Hauptwort).
- TN überlegt sich, was er mit diesem Begriff gemeinsam hat. Beispiel: AP fragt: „Durch welche Gemeinsamkeiten – nicht nur äußerlich – sind Sie mit einem Apfelbaum verbunden?“ Mögliche Antworten: Standfestigkeit durch festes Wurzelwerk, immer wieder reichhaltige Ernte, weit verzweigter Familienstammbaum, evtl. gleicher Anfangsbuchstaben des Namens …
- Bei den Gemeinsamkeiten geht es nicht nur um äußere Verbindungen, sondern auch um Nachdenken über die eigene Person.
- Voraussetzung für diese Übung ist eine harmonische Beziehung zwischen den Beteiligten.

Mögliche Begriffe:

- Sessel (bequem, zum Anlehnen, nützlich, weicher Kern …)
- Zeitung (vielseitig, spannend, interessant, interessiert an Neuigkeiten, pünktlich, kompetent …)
- Biene (fleißig, schmale Taille, immer unterwegs, liebt die Farbkombination gelb-schwarz, liebt farbenfrohe Blumen …)

Ergänzung:

- Aus den Begriffen eine Fantasiegeschichte entwickeln.

Trainingsschwerpunkte:

- Assoziatives Denken, Fantasie und Kreativität, Strukturbildung.

Formulierungs-Vorschlag: *Gezielte Förderung in den Bereichen assoziatives Denken, Fantasie und Kreativität. Im Reflektieren über Eigenschaften auch über sich selbst nachdenken.*

GUT ANGELEGT

Material: Kartenspiel mit 32 Karten, bei mehr als 2 Spielern besser Rommé-Karten mit 2 x 52 Blatt.

Aufgabe:

- Die Karten gut mischen und auf alle Mitspieler aufteilen.
- Ein TN legt eine beliebige Karte in die Mitte, z. B. eine „10".
- Der nächste TN legt die passende Karte in auf- oder absteigender Folge an, das ist in diesem Fall die „9" oder der „Bube".
- Nur die Zahlenwerte spielen eine Rolle, nicht die Farben.
- Der Spieler, der zum Schluss die wenigsten Karten in der Hand hat, hat gewonnen.

Hinweis:

- Nach jedem „As" geht die Reihe entweder mit einer „7" (Skatspiel) oder mit einer „2" (Rommé) weiter.

Trainingsschwerpunkte:

- Konzentration, Logik.

Formulierungs-Vorschlag: *Gezielte Förderung in den Bereichen Konzentration und Logik.*

GUT GEMERKT

Material: Zwei gleiche Spielbretter, z. B. Dame oder Schach, mehrere Spielsteine (oder Figuren, Muscheln, Steinchen, Knöpfe, Flaschenverschlüsse …), ein Tuch.

Aufgabe:

- AP legt auf mehrere Felder eines der Bretter eine Anzahl von Spielsteinen in willkürlicher Anordnung. Dabei können auch mehrere unterschiedliche Objekte auf einem Feld stehen, z. B. eine kleine Muschel und ein Damestein.
- TN prägt sich die Anordnung gut ein.
- Das Brett wird abgedeckt.
- Der TN legt nach kurzer Ablenkung aus der Erinnerung die Objekte in möglichst gleicher Anordnung auf die Felder des zweiten Bretts.
- Anschließend das Tuch vom ersten Brett entfernen und beide Spielbretter miteinander vergleichen.

Varianten:

- Kognitiv sehr fitte TN legen die Objekte spiegelverkehrt auf.
- Kognitiv schwächere TN legen die Objekte auf dem zweiten Brett nach, ohne dass das erste abgedeckt wird.

Trainingsschwerpunkte:

- Informationsverarbeitung, visuelle Wahrnehmung, Merkfähigkeit.

Formulierungs-Vorschlag: *Neben dem Training der kognitiven Fähigkeiten in den Bereichen Informationsverarbeitung und Merkfähigkeit wurden visuelle Wahrnehmung und räumliches Denken gezielt gefördert.*

HÖREN SIE MAL …

Material: Mindestens 10 kleine, leere Dosen (Filmdosen, Behälter für Blutzucker-Teststreifen, Ü-Ei-Kapseln …), unterschiedlich klingendes Material zum Befüllen, z. B. Büroklammern, Reis, Nägel, Spielfiguren, Perlen, Sand, Cent-Stücke …

Aufgabe:

- Die AP befüllt je zwei Dosen mit dem gleichen Inhalt. Die Dosen stehen auf dem Tisch.
- Der TN nimmt nach und nach immer zwei Behälter und versucht durch Vergleiche beim Schütteln und Hören herauszufinden, welche Dosen ein Paar bilden.
- Der TN kann auch erraten, was sich im Behälter befindet.
- Zum Schluss alle Dosen öffnen und die Inhalte vergleichen.

Varianten:

- Kognitiv schwächeren TN werden maximal drei Dosenpaare angeboten.
- Kognitiv fitte TN können die Dosen nach ihrem Klang sortieren – von hell bis dunkel.
- AP und TN nutzen die Dosen als Rhythmusgeräte. Dazu werden die Paare aufgeteilt, AP und TN haben jeweils Behälter mit den gleichen Inhalten vor sich stehen. Die AP beginnt mit einem bestimmten Rhythmus und verwendet dazu die Dosen 1, 3 und 5. Der TN wiederholt sofort danach diesen Takt. Die Vorgaben können rhythmisch immer anspruchsvoller werden

Trainingsschwerpunkte:

- Auditive Wahrnehmung, Merkfähigkeit.

Formulierungs-Vorschlag: *Auditive Wahrnehmung stand im Mittelpunkt des Trainings, daneben wurde die Merkfähigkeit gefördert.*

HUND – KATZE – MAUS

Material: Keins.

Aufgabe:

- Die Übung wird paarweise durchgeführt, AP und ein TN sitzen einander gegenüber
- 1. Runde: Abwechselnd nennt jeder der beiden Partner einen der drei Begriffe Hund – Katze – Maus. Beispiel: AP: „Hund." – TN: „Katze." – AP: „Maus." – TN: „Hund." usw. Etwas Zeit zum Einüben geben!
- 2. Runde: Anschließend wird das Wort „Hund" durch eine beliebige Bewegung ersetzt, die es nun anstelle des Wortes einzusetzen gilt, z. B. in die Hände klatschen. Beispiel: AP klatscht in die Hände – TN: „Katze." – AP: „Maus." – TN klatscht in die Hände usw. Wieder etwas Zeit zum Einüben geben.
- Die beiden anderen Begriffe werden nach und nach auch durch Bewegungen ersetzt, so dass in der letzten Runde nur noch Bewegungen ausgeführt werden.

Variante:

- Die Begriffe können thematisch verändert werden, z. B. aus dem Bereich Sport (Spiel, Satz, Sieg o. Ä.), Farben (Blau, Gelb, Rot), Städte (Köln, Wien, Rom), Natur (Feld, Wald, Wiese) ...

Trainingsschwerpunkte:

- Konzentration, Koordination, Informationsverarbeitung.

Formulierungs-Vorschlag: *Gezielte Förderung in den Bereichen Konzentration, Koordination, Informationsverarbeitung.*

HÜTCHENSPIEL

Material: Drei bis sechs Becher – farbige Trinkbecher (undurchsichtig!); kleine Gegenstände oder Bilder oder Zahlen- oder Buchstabenplättchen.

Aufgabe:

- In den Metropolen dieser Welt zocken Straßenspieler Touristen mit dem betrügerischen Hütchenspiel ab. Sie legen einen Geldschein unter eines von meist drei Hütchen. Dann werden die Hütchen in einer solchen Geschwindigkeit verschoben, dass es nur scheinbar möglich ist, den genauen Ablauf zu verfolgen und das Geld im Auge zu behalten.
- Hier ist die Aufgabe ähnlich, aber ohne betrügerische Absicht! Unter jeden Becher wird in nachvollziehbarem Tempo eine Information gelegt, z. B. eine Bildkarte – ein Schuh unter den blauen, ein Schwamm unter den roten und eine Schere unter den gelben Becher. Ebenso funktioniert es mit Zahlen oder Buchstaben – eine 3 unter Grün usw.
- Die TN erinnern sich: Was war unter dem gelben Becher? Wo liegt der Schuh?

Variante:

- Wie oben, aber für kognitiv weniger fitte TN. Da liegt eine Kirsche unter dem roten, eine Sonne unter dem gelben und ein Blatt unter dem grünen Becher.

Trainingsschwerpunkte:

- Farben benennen, Aufmerksamkeit, Konzentration, Merkfähigkeit.

Formulierungs-Vorschlag: *Aufmerksamkeit und Konzentration mit Farben trainiert und Merkfähigkeit geübt.*

ICH NEHME EIN A

Material: Pro TN 1 Stift und Karopapier (oder ein bereits vorbereitetes Arbeitsblatt), ggf. Buchstabenkärtchen oder -steine.

Aufgabe:

- Jeder TN fertigt sich ein Arbeitsblatt mit zwei Koordinatengittern zu jeweils 10 x 10 Kästchen an – diese werden zeilenweise mit Buchstaben von A – J und spaltenweise mit den Ziffern von 1 – 10 beschriftet.
- An einer Aufgabe sind immer zwei Personen beteiligt.
- Das obere Gitter ist für das eigene Wort bestimmt, in das untere werden die ermittelten Buchstaben des Partners eingetragen.
- Jeder überlegt sich ein Wort, das waagerecht in eine Zeile passt und schreibt dieses in eine beliebige Reihe des oberen Koordinatengitters.
- TN 1 nennt einen beliebigen Buchstaben, z. B. wählt er das „A". Wenn das „A" Bestandteil des Wortes von TN 2 ist, nennt dieser die entsprechenden Koordinaten, z. B. C3. TN 1 trägt das „A" in das Kästchen C3 des unteren Gitters ein.
- Anschließend ist TN 2 an der Reihe und wählt einen Buchstaben, um das Wort von TN 1 zu erraten.
- Wer erkennt als erster den Begriff des anderen?

Variante:

- Die Buchstaben werden gezogen (z. B. aus einem Set Buchstabenkarten oder aus dem Scrabble-Spiel).

Trainingsschwerpunkte:

- Wortfindung.

Formulierungs-Vorschlag: *Gezielte Förderung im Bereich Wortfindung.*

ICH SAGE D

Material: Keins.

Aufgabe:

- Es geht um Wörter, ums Buchstabieren und um schnelles Umschalten.
- Gespielt wird zu zweit oder in kleiner Gruppe. Die TN kommen im Wechsel oder reihum zu Wort.
- Ein TN beginnt, denkt sich ein beliebiges Wort und nennt laut dessen Anfangsbuchstaben, z. B. „D", weil er sich das Wort „Dachdecker" überlegt hat. Die mitspielende AP weiß nicht, welches Wort sich ihr Gegenüber denkt und setzt nach ihrer eigenen Idee fort: „Ich sage R", weil sie an einen Drahtesel denkt. Ist der TN wieder an der Reihe, kann er seinen Dachdecker nicht mehr fortsetzen und weiß nichts vom Drahtesel. So schaltet er um und macht mit einem „E" weiter, weil ihm eine Drehtür vorschwebt usw.

Varianten:

- Der Startbuchstabe wird gezogen oder gewürfelt.
- Die ersten zwei Buchstaben werden gezogen.

Trainingsschwerpunkte:

- Wortfindung, Umstellungsfähigkeit, Denkflexibilität.

Formulierungs-Vorschlag: *Mit Sprechspiel Wortfindung und Umstellungsfähigkeit trainiert.*

IMMER DER REIHE NACH

Material: Buchstabenkarten oder Scrabble-Steine.

Aufgabe:

- Die Buchstabenkarten oder Scrabble-Steine liegen mit der Rückseite nach oben auf dem Tisch.
- Der TN zieht drei Buchstaben und legt sie genau in dieser Reihenfolge vor sich hin.
- Er soll nun Begriffe finden, die diese Buchstaben beinhalten, und zwar genau in dieser Abfolge. Zusätzlich darf das Wort weitere Buchstaben enthalten.
- Beispiel: Die gezogenen Buchstaben lauten S – R – K.
- Mögliche Begriffe sind: Straßenkarte, Serienkrimi, Silvesterkracher …
- Die Übung sollte über mehrere Runden durchgeführt werden, auch die AP macht mit.

Varianten:

- Die gezogenen Buchstaben dürfen in beliebiger Reihenfolge verwendet werden.
- In einer Runde mit mehreren TN schreibt jeder für sich (oder in Partnerarbeit) seine Begriffe auf, die dann später im Plenum vorgestellt werden.

Trainingsschwerpunkt:

- Wortfindung, Arbeitsgedächtnis.

Formulierungs-Vorschlag: *Gezielte Förderung in den Bereichen Wortfindung und Arbeitsgedächtnis.*

INSERAT AUFGEBEN

Material: Papier und Stift für jeden TN.

Aufgabe:

- Ein beliebiger Gegenstand aus der Wohnumgebung – die Porzellanvase im Bewohnerzimmer, die Thermoskanne aus dem Speiseraum oder der Kalender an der Wand – soll per Kleinanzeige verkauft werden.
- Gemeinsam überlegen AP und TN, wie sich der gewählte Gegenstand beschreiben lässt. Spaß kommt auf, wenn nicht nur die normalen Funktionen dargestellt, sondern weitere, ungewöhnliche Nutzungsmöglichkeiten gefunden werden. Dabei sind der Fantasie keine Grenzen gesetzt. So eignet sich der immerwährende Wandkalender ganz wunderbar, um bei sportlichen Wettkämpfen als Zeittafel zum Einsatz zu kommen oder für die Porzellanvase wird die Nutzung als Keule beim Jonglieren zum Härtetest.
- Der Anzeigentext wird formuliert und aufgeschrieben.

Varianten:

- Soll es ohne Schreiben gehen, wird der Gegenstand per Telefonverkauf angepriesen oder
- ein TN bringt das Objekt wie ein Auktionator an den Mann oder die Frau und beantwortet vorher mündlich Fragen zum jeweiligen Gegenstand.

Trainingsschwerpunkte:

- Kreativität, visuelle Wahrnehmung, Formulierung, Schreiben.

Formulierungs-Vorschlag: *Formulierungsübung mit Schreibtraining durchgeführt.*

JAHRESZEITEN NACH FARBEN

Material: Ein blau-rot-grün-gelber Farbenwürfel. Zwei Farben, egal welche, sind doppelt vorhanden. Für eine Variante zusätzlich Wortkärtchen.

Aufgabe:

- AP und TN besprechen miteinander, welche Farbe am besten zu welcher Jahreszeit passt, z. B. Blau = Winter, Grün = Frühling, Gelb = Sommer und Rot = Herbst. Andere Zuordnungen sind möglich.
- Abwechselnd bzw. reihum wird gewürfelt. Dann geht es darum, zur gewürfelten Farbe und damit zu der entsprechenden Jahreszeit, einen passenden Begriff zu nennen, z. B. bei Blau Schnee, Handschuh, kalt oder rodeln – bei Gelb schwimmen, Hitze, blühen, Bikini usw. Bei jedem Wurf wird ein Wort genannt. Wiederholungen sollen möglichst vermieden werden. Das heißt, die TN sollen Genanntes gut einspeichern.

Varianten:

- Die AP bringt Wortkärtchen mit Begriffen mit, die nach dem Würfeln den jeweiligen Farben bzw. Jahreszeiten zugeordnet werden.
- Es wird ohne Würfel gespielt. Die AP nennt einen Begriff, die TN die dazu gehörige Farbe, z. B. Schneemann = Blau, Freibad = Gelb usw.

Trainingsschwerpunkte:

- Farberkennung, jahreszeitliche Orientierung, Wortfindung, Merkfähigkeit.

Formulierungs-Vorschlag: *Jahreszeitliche Orientierung in Verbindung mit Wortfindung und Farberkennung trainiert.*

KARTEN LEGEN

Material: 1 normales Kartenspiel (Rommé- oder Skatspiel).

Aufgabe:

- Spielkarten sind ein vielseitiges Trainingsmaterial. Eine Aufgabe, die auch Nicht-Kartenspieler bewältigen können, ist das Sortieren nach verschiedenen Merkmalen.
- Die Anzahl der Karten bzw. Einsatz von Skat- oder Romméspiel ist abhängig von den kognitiven TN-Fähigkeiten.
- Der gemischte Kartenstapel wird zügig geordnet abgelegt auf zwei oder mehr Stapel, je nach Vorgabe:
  - blaue und rote Rückseiten (2 Stapel),
  - schwarze und rote Symbole (1 Stapel Kreuz und Pik, 1 Stapel Herz und Karo),
  - nach Symbolen, unter Kartenspielern „Farben" genannt (4 Stapel: Kreuz, Pik, Herz, Karo),
  - nach Bildern und Zahlen (2 Stapel) usw.

Variante:

- Erfahrene Kartenspieler sortieren den Stapel schnell nach den Kartenwerten – auf- oder absteigend, vom As (1) bis zum König, von Kreuz bis Karo.

Trainingsschwerpunkte:

- Informations-Verarbeitungs-Geschwindigkeit.

Formulierungs-Vorschlag: *Gezieltes Training der Informations-Verarbeitungs-Geschwindigkeit.*

KÄSEKÄSTCHEN

Material: Kariertes Papier (evtl. mit sehr großen Kästchen), für jeden TN 1 Stift

Aufgabe:

- Diese Aufgabe kennen noch viele als Spiel aus der Schulzeit. Gespielt wird immer zu zweit, die AP kann hier auch mitmachen.
- Auf dem Blatt wird ein Spielfeld umrahmt, z. B. 10 x 10 Kästchen.
- Jeder Mitspieler überlegt sich ein eigenes Symbol, z. B. ein Kreuzchen, einen Punkt, eine Sonne …
- Immer abwechselnd werden entlang der einzelnen Karokästchen Striche gezogen – jeder TN hat das Ziel, ein Karokästchen mit der vierten Linie zu schließen und mit seinem Symbol zu markieren. Dann gehört dieses „Käsekästchen" ihm und er darf direkt mit dem nächsten Strich weitermachen. Wer zum Schluss die meisten Kästchen „besitzt", hat gewonnen.
- Bei mehr als 2 TN muss das Spielfeld größer sein.

Variante:

- Die TN markieren Schnittpunkte der Kästchen mit ihrem Symbol (z. B. X und 0) und versuchen, eine durchgehende Reihe von fünf Symbolen zu bilden. Diese können waagerecht, senkrecht und diagonal verlaufen. Sobald das gelungen ist, werden diese Symbole durch eine Linie verbunden. Die Gegenseite versucht die gegnerische Reihe durch das eigene Symbol zu blockieren …

Trainingsschwerpunkte:

- Logisches Denken, Konzentration.

Formulierungs-Vorschlag: *Anknüpfen an ein Spiel von früher, gezielte Förderung in den Bereichen Logik und Konzentration.*

KATALOG-SHOPPEN

Material: Umfangreiches Prospekt eines Super- oder Möbelmarktes oder eine Illustrierte, eventuell Papier und Stift.

Aufgabe:

- TN blättert im Katalog und sucht gezielt nach Waren, Objekten oder Personen in der Reihenfolge von A – Z.
- Zuerst geht es um etwas mit „A", das kann ein Apfel sein oder eine Axt, ein Affe (auf einem-T-Shirt) oder eine Anrichte, vielleicht auch ein Arbeiter.
- Weiter geht es mit den nachfolgenden Buchstaben bis zum Z wie Zahnbürste, Zitrone, Zange oder Zeitungsständer.
- Die Begriffe können notiert werden.
- Zum Schluss zählt die TN aus dem Gedächtnis noch einmal alle Objekte auf und vergleicht mit den notierten Wörtern, falls diese notiert wurden.

Varianten:

- TN macht eine eigene Wunschliste von A – Z und sucht danach Waren aus.
- Die Begriffe verarbeitet sie anschließend in einer lustigen Fantasie-Geschichte.
- Falls sie anstelle eines Katalogs eine Illustrierte verwendet, können auch prominente Personen einbezogen werden.

Trainingsschwerpunkte:

- Konzentration, Wortfindung, visuelle Wahrnehmung.

Formulierungs-Vorschlag: *Anknüpfen an Alltagskompetenzen, gezielte Förderung in den Bereichen Konzentration, Wortfindung, visuelle Wahrnehmung; evtl. zusätzlich Fantasie und Kreativität.*

LEXIKONSPIEL

Material: Ein Lexikon.

Aufgabe:

- Ein Spiel für kognitiv fitte TN, bei dem sie ihrer Fantasie freien Lauf lassen können.
- Ein TN sucht im Lexikon ein beliebiges Wort, das möglichst seltsam klingt. Für diesen Begriff erfindet er bzw. sie mit viel Fantasie eine neue Definition. Die anderen raten, ob die Erklärung echt ist oder nicht.
- Beispiel: „Jakobiner – Eine männliche Biene, die beim Nektarsammeln von unten nach oben arbeitet, wie beim Aufstieg über eine Jakobsleiter." Tatsächlich handelt es sich um einen Mönch.
- Nach jeder Raterunde die korrekte Definition vorlesen. Vielleicht verblüffen einzelne anschließend die Runde mit Kenntnissen, die ihnen im Gedächtnis geblieben sind.
- Nach mehreren Durchgängen kann die witzigste, die glaubwürdigste, die kreativste ... Definition gewählt werden.

Varianten:

- Wie oben, aber ohne Lexikon. Die AP wählt vorab Begriffe aus schreibt sie auf Zettel, die gezogen oder verteilt werden.
- Wie oben, aber die zu erklärenden Begriffe werden ebenfalls von den TN erfunden. Dabei gibt es natürlich ausschließlich Nonsens-Erklärungen, die nicht im Lexikon zu finden sind.

Trainingsschwerpunkte:

- Fantasie, Kreativität, Formulierung, Lesen.

Formulierungs-Vorschlag: *Kreatives Lese- und Formulierungsspiel zur Förderung von Fantasie und Sprachfähigkeit durchgeführt.*

LUSTIGE ZOLLSTÖCKE

Material: Je TN 1 Zollstock.

Tipp: Zollstöcke gibt es in unterschiedlichen Varianten, kleinere (1 m lang) und größere (2 m lang). Gelegentlich bekommt man sie in guten Ausführungen gratis auf Handwerkermessen.

Aufgabe:
- Die AP lässt den TN zunächst mit dem Zollstock hantieren.
- Dann nennt sie unterschiedliche Begriffe, die es jeweils zu formen gilt.
- Beispiele: Obstsorten (z. B. Banane, Birne …), Fahrzeuge, Hund an der Leine, Buchstaben …

Varianten:
- TN formen eigene Objekte, AP und ggf. andere TN erraten, worum es sich handelt.
- TN überlegen weitere „verrückte" Verwendungsmöglichkeiten für einen Zollstock. Beispiele: Einsatz als Papiersammler, Wurstzange für den Grill, Rückenkratzer, Pflanzstange für Gartentomaten, Bilderrahmen …

Trainingsschwerpunkte:
- Visuelle Wahrnehmung, Koordination, Fantasie und Kreativität.

Formulierungs-Vorschlag: *Gezielte Förderung in den Bereichen visuelle Wahrnehmung (Sehen) und taktile Wahrnehmung (Fühlen und Betasten), Koordination, Förderung der eigenen Kreativität.*

MAGISCHE WÖRTER

Material: 1 Zahlenwürfel, 1 Farbwürfel.

Aufgabe:

- TN würfelt einmal mit dem Zahlenwürfel und einmal mit dem Farbwürfel.
- Beispiel: Die Würfel zeigen die Zahl „2" und die Farbe Grün. TN nennt Begriffe, die aus zwei Silben bestehen und mit der Farbe Grün zu tun haben. Das können sein: Spinat, Rasen …

Variante:

- Die Zahlen stehen für Oberbegriffe, die gemeinsam festgelegt werden,
- z. B. 1 = Haushalt, 2 = Urlaub, 3 = Verkehr, 4 = Tiere, 5 = Sport, 6 = Essen & Trinken.
- Werden beispielsweise die Zahl „2" und die Farbe Grün gewürfelt, nennt TN Begriffe zum Thema „Urlaub", die mit der Farbe Grün zu tun haben können: Ampel, Irland (grüne Insel), Blätter, Frosch, Dschungel, Palmen …

Trainingsschwerpunkte:

- Wortfindung und Farberkennung.

Formulierungs-Vorschlag: *Gezielte Förderung in den Bereichen Wortfindung und Farberkennung.*

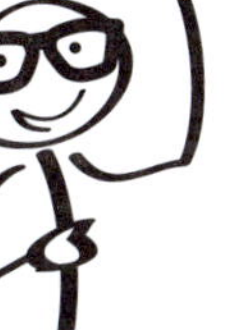

MAXIMAL VIER

Material: Je TN 1 Stift und Papier.

Aufgabe:

- Die TN sollen sinnvolle und grammatikalisch korrekte Sätze bilden und aufschreiben, allerdings mit einer Einschränkung: Jedes Wort darf aus maximal vier Buchstaben bestehen.
- Beispiel: Mein Hund mag den Ball aus Garn. Rex geht mit ihm gut um. Er holt ihn zum Gang aufs Feld und gibt ihn mir in die Hand.
- So lässt sich eine ganze Geschichte erfinden.

Variante:

- Die Übung wird im Kopf und mündlich durchgeführt.

Trainingsschwerpunkte:

- Arbeitsgedächtnis, Wortfindung, Satzbau, Umgang mit Stiften.

Formulierungs-Vorschlag: *Sprach- und Schreibspiel zur Förderung von Arbeitsgedächtnis, Wortfindung und Satzbau.*

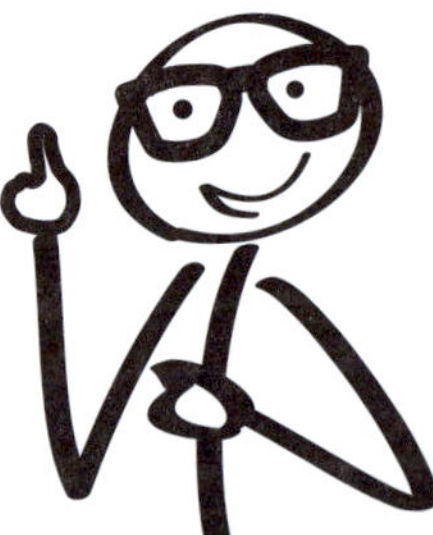

MERKEN NACH FARBEN

Material: Farbkarten in Blau, Rot, Gelb, Grün, Schwarz und Weiß und eventuell weiteren Farben, z. B. aus dem Spiel *Klick Klack* oder selbst aus Karton hergestellt; für eine Variante mehrere Zettel und ein Stift.

Aufgabe:

- Je nach kognitiven Fähigkeiten der TN einen Teil der Farbkarten oder alle sechs verdeckt auf einen Stapel legen.
- Jeweils eine Karte aufdecken und schnell der gezogenen Farbe einen Begriff zuzuordnen, also z. B. Rot = Lippen, Blau = Enzian usw. Die Karte ablegen und den Begriff merken.
- Sobald alle Farbkarten mit jeweils einem Begriff belegt sind, erfolgt eine kurze Ablenkung, z. B. ein Gespräch über Lieblingsfarben.
- Danach geht es ums Erinnern. Nacheinander immer eine Karte aufdecken. Welcher Begriff wurde dieser Farbe zugeordnet?
- Kognitiv fitte TN schaffen es durchaus, in mehreren Durchgängen jeder Farbe zwei oder sogar drei Wörter zuzuordnen und später zu erinnern.

Varianten:

- Wie oben, aber die genannten Wörter werden jeweils auf einen Zettel geschrieben und unter die passende Karte gelegt. Sie dienen der späteren Selbstkontrolle.
- Erinnern in wechselnder Reihenfolge, Karten dazu immer wieder neu mischen.

Trainingsschwerpunkte:

- Farbzuordnung, Assoziieren, Merkfähigkeit, Wortfindung.

Formulierungs-Vorschlag: *Mit Assoziationsübung Farbzuordnung, Merkfähigkeit und Wortfindung trainiert.*

MIT HÄNDEN UND FÜSSEN

Material: Keins.

Aufgabe:

- AP und TN einigen sich auf bestimmte Bewegungen für die Vokale, z. B.
  - A = in die Hände klatschen
  - E = mit dem Fuß aufstampfen
  - I = winken
  - O = die Arme nach oben strecken
  - U = den Kopf schütteln
- Die AP denkt sich ein Wort, das für den Anfang kurz sein sollte.
  - Beispiel: SCHUHE. Sie buchstabiert das Wort, macht jedoch anstelle der Laute für die Vokale die entsprechende Bewegung.
- Die TN – einzeln oder in der Kleingruppe – erraten das Wort.
- Die Übung sollte über mehrere Runden durchgeführt werden. Die AP macht mit – dann übernimmt der TN die Aufgabenstellung.

Hinweis: Umlaute werden aufgelöst in AE, OE, UE.

Trainingsschwerpunkte:

- Informationsverarbeitung, Denkflexibilität, Wortfindung.

Formulierungs-Vorschlag: *Gezielte Förderung in den Bereichen Informationsverarbeitung, Denkflexibilität und Wortfindung.*

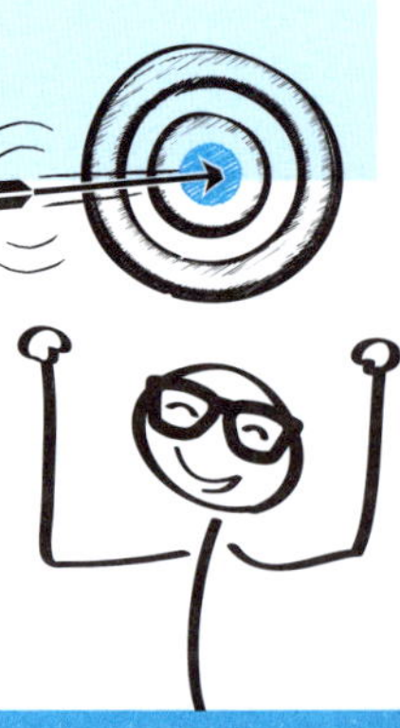

MÜNZENBALLETT

Material: Eine Sammlung unterschiedlicher Münzen, möglichst mindestens 1 Exemplar jeder vorhandenen Münze von 1 Cent bis 2 Euro.

Aufgabe:

- Um die Hirndurchblutung in Schwung zu bringen, zunächst die Fingerfertigkeit üben. Dazu eine beliebige Münze auf die Kante stellen und zwischen Daumen und Zeige- oder Daumen und Mittelfinger so zwirbeln, dass sie wie ein Kreisel über den Tisch tanzt. So vorbereitet, geht es an die kognitiven Aufgaben.
- Die vorhandenen Münzen aufsteigend nach ihrem Wert sortieren.
- Summenbetrag der Münzsammlung errechnen.
- Unterschiedliche Beträge aus den vorhandenen Münzen nach Vorgabe zusammenstellen.
- Mit geschlossenen Augen die Münzen betasten. Anschließend verschiedene Münzen nur durch Tasten erkennen.
- Nacheinander zwei, drei, vier Münzen in die Hand nehmen, deren Wert kurz merken und am Ende die Summe nennen. Bei den folgenden Münzen z. B.: 2 Cent, 1 Euro, 10 Cent = insgesamt 1,12 €.

Varianten:

- Münzen zwirbeln und tanzen lassen wie oben, aber zwei gleichzeitig – eine mit der rechten und ein mit der linken Hand in Bewegung bringen.
- Schnell nacheinander mehrere Münzen in Bewegung bringen, so dass ein Münzenballett entsteht.

Trainingsschwerpunkte:

- Fingerfertigkeit, Konzentration, Arbeitsgedächtnis.

Formulierungs-Vorschlag: *Taktile Wahrnehmung, Fingerfertigkeit und Arbeitsgedächtnis mit Münzen trainiert.*

MUSTER SPIEGELN

Material: Je TN 1 Blatt Rechenpapier und 1 Stift.

Aufgabe:

- Auf dem Rechenpapier ein beliebiges Muster durch Nachfahren der Kästchenlinien einzeichnen. Danach das Blatt direkt an einer Kante des Musters knicken und den Knick mit einer dicken Linie kennzeichnen.
- Danach am Knick das Muster gedanklich spiegeln und dort einzeichnen.
- Je umfangreicher und unsystematischer das Muster, desto schwieriger - aber auch trainingsintensiver - wird das spiegelverkehrte Nachzeichnen.

Varianten:

- Wie oben, aber die AP gibt eine Begrenzung vor, indem sie mit Linien zwei gleich große Kästchen einzeichnet. In das eine zeichnet der TN sein individuelles Muster. Im zweiten, direkt daneben, wird gespiegelt.
- Wie oben, aber das Muster entsteht nicht durch Nachfahren von Kästchenlinien, sondern durch Ausfüllen einzelner Kästchen mit Symbolen – Kreis, Punkt, Dreieck usw.

Trainingsschwerpunkte:

- visuelle Wahrnehmung, räumliches Denken, Umgang mit Stiften.

Formulierungs-Vorschlag: *Konzentration und räumliches Denken mit Zeichenübung trainiert.*

NAMENSVETTER

Material: Keins.

Aufgabe:

- „Nomen est Omen" – so lautet ein bekanntes Sprichwort, das so viel heißt wie: der Name des Menschen ist ein Zeichen, in ihm steckt eine Vorbedeutung. Es wird dem TN sicherlich Spaß machen, einmal den eigenen Namen „unter die Lupe" zu nehmen, z. B. in Form eines Anagramms: Was steckt so alles in mir?
- Beispiel: Der TN heißt „Herbert" – hier steckt drin: Reh, Ehe, Tee, Teer, Beet, Eber, Erbe, Rebe, Herr, herb, Ehre …
- Der TN überlegt, welche Begriffe auf ihn zutreffen (hier z. B.: Ehe – ist er verheiratet? Beet – gärtnert er gerne?)
- Welchem anderen mehr oder weniger bekannten Namensvetter gibt es? (Beispiel: Herbert von Karajan, Herbert Wehner, Herbert Grönemeyer …)

Varianten:

- Der TN buchstabiert seinen Namen vorwärts und rückwärts, dann mit dem Buchstabieralphabet (Anton, Berta, Cäsar …)
- Darüber hinaus bietet sich eine Unterhaltung über persönliches Erleben an, z. B.: Haben Sie mehrere Vornamen? Welche? Wer hat Ihren Vornamen ausgesucht? Gefällt Ihnen Ihr Name? Haben Sie einen Kosenamen? Wie wurden Sie als Kind gerufen? Heißen Sie nach Ihren Großeltern oder Paten? Feiern Sie in Ihrer Familie Namenstag?

Trainingsschwerpunkte:

- Wortfindung, Langzeitgedächtnis.

Formulierungs-Vorschlag: *Anknüpfen an die eigene Biografie, gezielte Förderung in den Bereichen Wortfindung und Langzeitgedächtnis.*

NUMMERNSUCHE

Material: Einzelseiten aus alten Telefonbüchern als vergrößerte Kopien, je TN 1 Seite und je TN 1 farbiger Stift (am besten rot oder grün).

Aufgabe:

- Alle TN erhalten jeweils 1 Telefonbuchseite und 1 Stift.
- Die AP oder reihum ein TN nennt einen beliebigen, auf der Seite verzeichneten Namen, den alle anderen möglichst schnell auf ihrem Blatt finden und antippen oder markieren. Wurde eine Seite unter „P" gewählt, so suchen alle nacheinander z. B. die Namen: Pfeifer, Pedrotti, Peters, Peiser, Pawiak usw.
- Im Anschluss üben alle TN einzeln für sich, indem sie im jeweils eigenen Tempo in der Nummernspalte Ziffernkombinationen nach bestimmten Merkmalen anstreichen, z. B. immer zwei aufeinander folgende Zahlen – 34072, 590356, 481679 usw.

Varianten:

- Die gefundenen Telefonnummern unter genannten Namen werden nicht nur angetippt oder markiert, sondern laut vorgelesen.
- Wie oben, aber von einer Nummer liest reihum jede TN immer nur eine Ziffer vor bzw. in der Einzelbetreuung AP und TN im Wechsel immer eine Ziffer (➜ Adaptationsfähigkeit).

Trainingsschwerpunkte:

- Informations-Verarbeitungs-Geschwindigkeit.

Formulierungs-Vorschlag: *Informations-Verarbeitungs-Geschwindigkeit mit Zahlen in alltagspraktischer Umsetzung trainiert.*

OHREN SPITZEN

Material: Keins. Für eine Variante einige Gegenstände zum Erzeugen von Geräuschen.

Aufgabe:

- Den ganzen Tag über sind Menschen einer Vielzahl von Geräuschen ausgesetzt, angenehmen wie unangenehmen. Gleichzeitig sind viele Menschen im Alter in ihrer Hörfähigkeit eingeschränkt. Hier geht es darum, einmal für kurze Zeit ganz bewusst auf Geräusche in der Umgebung zu achten, gezielt die Ohren zu spitzen.
- TN und AP schließen für 1-2 Minuten die Augen (Kurzzeitwecker stellen!) und lauschen ganz bewusst, welche Klänge sie in dieser Zeit wahrnehmen.
- Nach Ablauf der Zeit wird zusammengetragen, was die einzelnen gehört haben: den Staubsauger, ein vorbeifahrendes Auto, das Atmen des Sitznachbarn, Hundebellen usw. Waren die Geräusche nah oder fern, laut oder leise?

Varianten:

- Die AP bringt Gegenstände mit, mit denen sie gezielt Geräusche erzeugt, z. B. Papier zerreißen, Gläser klingen lassen usw.
- Die Geräusche werden am Ende bewertet, in angenehme und unangenehme unterteilt.

Trainingsschwerpunkte:

- Konzentration, auditive Wahrnehmung und Merkfähigkeit.

Formulierungs-Vorschlag: *Konzentrationsübung mit bewusstem Hören durchgeführt, verbunden mit einem Training der Merkfähigkeit.*

OMA KAUFT GESCHENKE

Material: Keins.

Aufgabe:

- Oma hat 8 Enkelkinder, und zwar 4 Mädchen und 4 Jungen.
- Die Mädchen heißen Helene, Hanna, Lisa und Anni, die Jungen sind Theo, Bert, Fritz und Hans.
- Der TN überlegt, welche Geschenke Oma besorgt, denn am liebsten kauft sie etwas, das sich auf die Namen der Kinder reimt.
- Beispiele: Helene bekommt eine Sirene, Hanna eine Mundharmonika, Luise eine Bodenfliese, Anni einen Bikini. Theo freut sich über ein Deo, Bert erhält ein Schwert, Fritz einen Kindersitz und Hans einen Blumenkranz.

Varianten:

- Der TN überlegt, welche Geschenke sich auf die Namen der eigenen Enkelkinder/Großnichten/Großneffen reimen.
- Der TN überlegt, für welche Kinder die folgenden Geschenke bestimmt sind: die Rolex (für Alex), das Fernglas (für Tobias), der Mopp (für Jakob), die Fahne (Liliane), die Reise nach China (Gina, Tina, Lina), eine Beinbinde (Sieglinde), eine Nelke (Elke) …

Trainingsschwerpunkte:

- Wortfindung, Formulieren, Fantasie und Kreativität.

Formulierungs-Vorschlag: *Anregung der Kommunikation, gezielte Förderung in den Bereichen Wortfindung, Formulieren, Fantasie und Kreativität.*

PATIENCE

Material: Skat-Kartenspiel mit 32 Blatt.

Aufgabe:

- TN mischt die Karten und legt sie in 8 Päckchen mit jeweils 4 Karten vor sich auf den Tisch. Die drei unteren Karten liegen jeweils mit der Rückseite nach oben, nur die oberen Karten sind offen.
- Nun sollen alle Karten abgetragen werden. Der TN darf immer zwei Karten des gleichen Wertes wegnehmen, also z. B. 2 Könige, 2 Zehner usw. – die Farben spielen hier keine Rolle.
- Wenn drei gleiche Karten offen ausliegen (z. B. drei Könige), kann gewählt werden, welche beiden entfernt werden.
- Wurde eine Karte entfernt, wird die darunter liegende gewendet.
- Sobald alle Päckchen aufgelöst sind, ist das Spiel zu Ende und die Patience ist aufgegangen. Wenn aber noch Karten auf dem Tisch liegen und es keine zwei sichtbaren Paare mehr gibt, gilt die Patience als verloren.

Trainingsschwerpunkte:

- Konzentration, Arbeitsgedächtnis.

Formulierungs-Vorschlag: *Gezielte Förderung in den Bereichen Konzentration und Arbeitsgedächtnis, Anregung auch für selbständige Konzentrationsübung im Zimmer.*

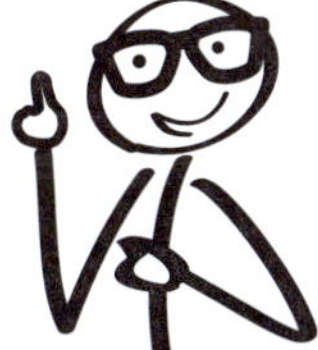

QUERSUMMEN RECHNEN

Material: Telefonlisten oder Einzelseiten aus einem alten Telefonbuch, gegebenenfalls vergrößert, und 1 Stift je TN.

Aufgabe:

- Die AP erstellt Arbeitsblätter in ausreichend großer Schrift, indem sie Telefonlisten, z. B. aus der Einrichtung oder Einzelseiten aus einem alten Telefonbuch auf dem Kopierer vergrößert.
- Die TN gehen diese Listen von oben nach unten durch und notieren hinter jeder Telefonnummer die Quersumme, das heißt die Summe aller Ziffern der jeweiligen Zahl.
  Lautet die Telefonnummer zum Beispiel 28109, so ergibt sich die Quersumme aus der Summe der Ziffern 2 + 8 + 1 + 0 + 9 = 20.
- Hinter jede Telefonnummer schreiben die TN das errechnete Ergebnis.

Varianten:

- Es wird mit Telefonnummern trainiert, die zu Anschlüssen von Bezugspersonen der jeweiligen Bewohner gehören – die Nummer der Tochter oder des Sohns, einer Nachbarin, des Hausarztes usw.
- Bei kognitiv sehr fitten TN werden die Telefonnummern jeweils in zweistellige Zahlen zerlegt und addiert. Bei der Nummer 28109 ergibt sich so 28 + 10 + 9 = 47.

Trainingsschwerpunkte:

- Arbeitsgedächtnis, Konzentration.

Formulierungs-Vorschlag: *Arbeitsgedächtnis und Konzentration geübt durch Umgang mit Zahlen und Rechnen im Zahlenraum bis X. [Hinweis: X durch entsprechenden Wert ersetzen, z. B. bis 20]*

QUIZ-QUICKI

Material: Quizkarten zu verschiedenen Wissensgebieten, z. B. Wetter, Sport, Deutschland, Musik, Feste …, evtl. Papier und Stifte.

Aufgabe:

- Die AP lässt TN Wissensgebiet nach Vorlieben auswählen.
- Der TN zieht eine Karte aus dem Stapel, die AP stellt die Quizfrage. TN, die lesen können, stellen im Wechsel Fragen an die AP.
- Kognitiv weniger fitten TN verschiedene Antwortmöglichkeiten anbieten.

Varianten:

- Quiz à la „Der Große Preis": Die Schachteln mit den Quizkarten liegen in einer Reihe nebeneinander. Unter jedem Thema liegen fünf ausgewählte Karten, sortiert von oben (leicht = 100 Punkte) bis unten (schwerer = 500 Punkte). Links daneben können noch Kärtchen mit den Punkten liegen. TN wählt eine Karte aus, z. B. „Sport 200" – bei korrekter Lösung bekommt er 200 Punkte gutgeschrieben. Die Punkte zum Schluss addieren.
- Mit Nationalflaggen der Welt sind als Käse- oder Partypicker lässt sich ein Flaggen-Quiz durchführen.
- Im Internet gibt es eine Übersicht über gültige Verkehrszeichen für ein Verkehrszeichen-Bilder-Quiz!
- Darüber hinaus bietet sich eine Unterhaltung über persönliche Erlebnisse zu den jeweiligen Themengebieten an.

Trainingsschwerpunkte:

- Kristallines Wissen abrufen, Wortfindung, Formulieren.

Formulierungs-Vorschlag: *Anknüpfen an erhaltene Kompetenzen, gezielte Förderung in den Bereichen Kristallines Wissen, Wortfindung, Formulieren.*

RAUMWEGE

Material: Keins.

Aufgabe:

- Die Übung findet in der Einzelbetreuung statt, möglichst im Bewohnerzimmer.
- Die AP erläutert zunächst, dass es darum geht, das eigene Wohnumfeld aus unterschiedlichen Blickwinkeln zu betrachten. Meistens haben Menschen einen Lieblingsplatz, an dem sie sich in der Regel aufhalten. Dieser soll für kurze Zeit verlassen werden, um andere Perspektiven zu erhalten.
- Der TN legt in seinem Zimmer kurze Raumwege zurück und benutzt dabei, falls nötig, entsprechende Hilfsmittel wie Gehstock oder Rollator oder die Unterstützung der AP.
- Die AP nennt nacheinander Zielpunkte, zu denen sich der TN begeben soll – das Fenster, die Anrichte neben der Tür usw. Am Etappenziel angekommen, wird kurz pausiert, falls nötig auf den Rollator setzen. Von hier aus beschreibt der TN genau, was aus dieser Perspektive zu sehen ist: Das Gemälde mit dem Auerhahn, die neue Stehlampe usw.

Variante:

- Wie oben, aber die Ziele werden auf kleine Karten oder Zettel geschrieben, gemischt und von oben nach unten abgearbeitet. Der TN liest und begibt sich zum Zielort.

Trainingsschwerpunkte:

- Visuelle Wahrnehmung, Perspektivwechsel, Gehen.

Formulierungs-Vorschlag: *Gehtraining, Aktionsradius eigenes Zimmer, mit gezielten visuellen Reizen.*

RECHNEN MIT FARBEN

Material: 6 unterschiedliche Farbkarten, von jeder Farbe mehrere in unterschiedlicher Anzahl. Alternativ können bunte Spielsteine, Flaschenverschlüsse o. Ä. verwendet werden.

Aufgabe:

- Die AP legt die Farbkarten durcheinander auf den Tisch. So sind z. B. von der Farbe Rot 6 Karten vorhanden, von den blauen Karten 5, Gelb liegt 3x auf dem Tisch usw.
- Die AP stellt nun Rechenaufgaben wie im folgenden Beispiel: „Rot geteilt durch Gelb." Der TN erfasst die Anzahl der roten und gelben Karten nur visuell, darf also die Kärtchen nicht verschieben. Die Anzahl der roten Karten (hier im Beispiel: 6) sollen durch die Anzahl der gelben Karten (hier: 3) geteilt werden – die Lösung lautet „2".
- Auch der TN kann sich Aufgaben nach diesem Prinzip überlegen.

Varianten:

- Welche Aufgaben führen zur Lösung, z. B. „2"?
- Kognitiv schwächere TN verschieben die Karten.
- Für kognitiv fitte TN kann die Anzahl der unterschiedlichen Farbkarten in jedem Durchgang variieren, so legt die AP z. B. noch 2 gelbe Karten hinzu und nimmt 1 blaue weg.
- Anstelle von Farbkarten oder farbigen Spielsteinen Bildmotive verwenden, z. B. Kärtchen mit Blumen, Tieren usw.

Trainingsschwerpunkte:

- Visuelle Wahrnehmung, Konzentration, Arbeitsgedächtnis.

Formulierungs-Vorschlag: *Anknüpfen an Alltagskompetenzen im Bereich Rechnen, gezielte Förderung in den Bereichen visuelle Wahrnehmung, Farbzuordnung, Konzentration und Arbeitsgedächtnis.*

RECHNEN MIT WÜRFELN

Material: 6 Würfel.

Aufgabe:

- TN würfelt mit 6 Würfeln nacheinander oder in einem Wurf.
- Die Würfel werden dann nebeneinander in eine Reihe gelegt.
- Die ungeraden Zahlen zusammenzählen und dann die geraden Zahlen von der Summe abziehen.
- Die TN können vereinbaren, dass in mehreren Durchgängen insgesamt eine bestimmte Augenzahl erreicht werden muss.

Variante:

- Rechenspiel mit vier Würfeln: Die Zahlen des ersten und des zweiten Wurfs werden addiert, TN merkt sich die Summe. Das Ergebnis wird durch die Augenzahl des dritten Wurfs geteilt. Wenn sich keine glatte Summe ergibt, dann geht der Würfelspaß von vorne los. Die anhand der drei Würfel ermittelte Summe wird zum Schluss mit dem Ergebnis eines vierten Wurfs malgenommen (multipliziert).

Trainingsschwerpunkte:

- Konzentration, Arbeitsgedächtnis.

Formulierungs-Vorschlag: *Anknüpfen an Alltagskompetenzen im Bereich Rechnen, gezielte Förderung in den Bereichen Konzentration und Arbeitsgedächtnis.*

RECHNEN VERKEHRT

Material: Keins.

Aufgabe:

- AP stellt Rechenaufgaben – doch Achtung: die Rechenzeichen sind vertauscht!
- Plus heißt nun Minus und umgekehrt, statt Malnehmen wird geteilt – und umgekehrt.
  Beispiele: 9 + 3 = 6
  15 - 6 = 21
  14 : 2 = 28
  9 x 3 = 3

Varianten:

- Kognitiv sehr fitte TN können auch längere Kettenaufgaben rechnen; diese sollten in Einzelschritten bewältigt werden. Punkt- vor Strichrechnung wird hier außer Kraft gesetzt.
- Kognitiv schwächere TN bekommen nur Plus-Minus-Aufgaben.

Trainingsschwerpunkte:

- Informationsverarbeitung, Merkfähigkeit, Konzentration.

Formulierungs-Vorschlag: *Gezielte Förderung in den Bereichen Informationsverarbeitung, Konzentration und Denkflexibilität.*

ROT AUF SCHWARZ

Material: 1 normales Kartenspiel (Rommé oder Skat).

Aufgabe:

- Das Kartenspiel wird geteilt in 2 Stapel – die Karten mit schwarzen und die Karten mit roten Symbolen, also Kreuz und Pik auf einen Stapel und Herz und Karo auf einen anderen.
- Alle schwarzen Karten offen durcheinander auf dem Tisch auslegen, alle roten als gemischten Stapel in die Hand nehmen.
- Vom Stapel möglichst schnell alle Karten einzeln nacheinander verteilen, das heißt auf ihre Pendants der anderen Farbe legen. So gehört ein roter König auf einen beliebigen schwarzen, also Kreuz- oder Pik-König, die rote Zehn auf eine schwarze usw.

Variante:

- Es wird genauer festgelegt, welche Kartenfarbe bzw. welches Symbol wo zuzuordnen ist: Das rote Herz gehört auf schwarze Kreuz-Karten, die roten Karo-Karten sind immer auf schwarzen Pik-Gegenstücken zu platzieren.

Trainingsschwerpunkt:

- Informations-Verarbeitungs-Geschwindigkeit.

Formulierungs-Vorschlag: *Gezieltes Training der Informations-Verarbeitungs-Geschwindigkeit.*

SAMMELTASSE IM REGAL

Material: Keins.

Aufgabe:

- Die Übung findet am besten im Bewohnerzimmer statt, einem äußerst vertrauten Raum, in dem sich der Mensch einen großen Teil des Tages aufhält. Das eigene Wohnumfeld ist täglich viele Stunden lang im Blick und enthält in der Regel eine kleine Sammlung sehr bewusst ausgewählter Gegenstände, die für die Person eine Bedeutung haben.
- Die TN schließt die Augen und beschreibt mit Worten das eigene Zimmer. Sie achtet dabei auf jedes Detail. „Wenn man durch die Tür tritt, ist rechts der Lichtschalter. An der Wand hängt gleich daneben, ein bisschen höher, ein Gemälde. Links davon hängt ein Regal, darin meine liebste Sammeltasse. Sie ist weiß mit blauem Muster und Goldrand …"

Varianten:

- Wie oben, aber mehrere TN beschreiben sich an einem neutralen Ort gegenseitig ihre Zimmer und machen anschließend einen kurzen Rundgang zur Besichtigung.
- Ein gemeinschaftlich genutzter Raum wird beschrieben, z. B. der Speiseraum.

Trainingsschwerpunkte:

- Visuelle Wahrnehmung, Fantasie, Orientierung, Wortflüssigkeit.

Formulierungs-Vorschlag: *Gezielte Wahrnehmung und Orientierung im eigenen Umfeld in Kombination mit Wortflüssigkeit geübt.*

SCHÄTZEN SIE MAL!

Material: Unterschiedliche Gegenstände, 1 Waage, evtl. vorbereitete Kärtchen mit unterschiedlichen Gewichtsangaben.

Aufgabe:

- Die AP legt mehrere Gegenstände auf den Tisch, die auf die Biografie des TN abgestimmt sind. Das können bei passionierten Handwerkern Dinge aus dem Werkzeugkasten sein, bei Tierliebhabern Hundespielzeug usw.
- Der TN legt die Objekte in eine Reihe von leicht bis schwer.
- Anschließend schätzt er das Gewicht der einzelnen Gegenstände mündlich: Was ist schwerer, die Kastanie oder die Walnuss, der Schraubenzieher oder der Zollstock? Eventuell legt der TN Kärtchen mit entsprechenden Gewichtangaben zu den Objekten. Anschließend wird mit der Waage nachgewogen.

Variante:

- TN nimmt zwei ähnlich schwere Gegenstände in die Hände, schließt die Augen und versucht einzuschätzen, welcher von beiden schwerer ist.

Trainingsschwerpunkte:

- Haptische Wahrnehmung, Strukturieren, Konzentration.

Formulierungs-Vorschlag: *Erhalten, Stärken und Festigen der vorhandenen Fähigkeiten in den Bereichen haptische Wahrnehmung, Strukturieren und Konzentration.*

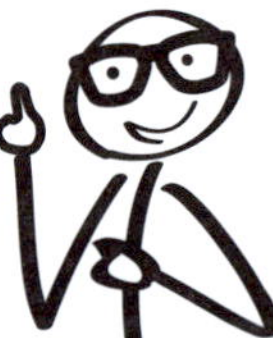

SCHAU MIR IN DIE AUGEN, KLEINES

Material: Mehrere Illustrierte (z. B. Yellow Press), Schere, Kleber, Karten aus festem Karton, Papier, Stifte.

Aufgabe:

- Vorbereitung: Die AP stellt zunächst Karten her, auf denen Augenausschnitte von Prominenten (aus Adelshäusern, Politiker, Stars und Filmsternchen usw.) zu sehen sind. Wichtig ist, dass es sich um Frontalaufnahmen handelt. Lediglich die Partien mit den beiden Augen und ihren Augenbrauen werden als schmale Streifen ausgeschnitten und auf festen Karton geklebt. Jede Karte wird nummeriert und auf einem separaten Blatt Papier die Person namentlich notiert. (Tipp: Vorher das Foto kopieren und später zur Auflösung zeigen.)
- Der TN bekommt nach und nach die einzelnen Augenpartien vorgelegt und entscheidet, um wen es sich handeln könnte.
- Sitzen mehrere TN in der Runde, werden die Karten herumgereicht, die TN notieren sich die Bildnummern und die Namen der vermuteten Personen. Die Auflösung erfolgt gemeinsam in der Gruppe.

Varianten:

- Kognitiv schwächere TN bekommen Tipps, die zum Namen der prominenten Persönlichkeit hinführen.
- Man kann auch Ausschnitte mit Nase und Mund zeigen.

Trainingsschwerpunkte:

- Visuelle Wahrnehmung, Konzentration, Langzeitgedächtnis.

Formulierungs-Vorschlag: *Anknüpfen an biografische Inhalte aus dem Langzeitgedächtnis, gezielte Förderung in den Bereichen visuelle Wahrnehmung, Konzentration, Formulieren.*

SCHNAPP DEN ZWILLING

Material: Kartenspiel mit 52 Karten (Hälfte eines Rommé-Spiels).

Aufgabe:

- Die Karten mischen und auf alle Mitspieler aufteilen.
- Jeder legt seinen Stapel verdeckt vor sich hin.
- Immer nacheinander deckt jeder TN die oberste Karte auf und legt sie als zweiten, offenen Stapel daneben ab.
- Sobald ein Mitspieler sieht, dass zwei gleiche Kartenwerte offen liegen (z. B. zwei Asse, die Farbe spielt keine Rolle), dann ruft er „Schnapp!" und darf den kompletten offenen Stapel des anderen Spielers nehmen.
- Das Ziel ist, sich alle Karten zu schnappen, die im Spiel sind.

Variante:

- Wenn mehr als zwei Spieler teilnehmen, bietet sich eine heitere Variante an. Die TN geben sich Tiernamen, z. B. Hund, Katze, Tiger … Sobald ein Spieler sieht, dass zwei gleiche Kartenwerte aufgedeckt sind, ruft er die entsprechenden Namen dazu. Beispiel: Frau Abel ist der Tiger und hat eine „Sieben" aufgedeckt, Herr Brings ist die Katze und hat ebenfalls gerade die „Sieben" umgedreht. Derjenige, der aus der Runde „Katze schnappt den Tiger!" ruft, darf sich die beiden offenen Kartenstapel nehmen.

Trainingsschwerpunkte:

- Konzentration, Informations- Verarbeitungs-Geschwindigkeit.

Formulierungs-Vorschlag: *Gezielte Förderung in den Bereichen Konzentration, Informations-Verarbeitungs-Geschwindigkeit.*

SITZFLEISCH

Material: Keins.

Aufgabe:

- Was bedeutet das sprichwörtliche „Sitzfleisch"? Die TN erörtern ihre Ideen zu diesem Begriff und kommen womöglich auf eine ähnliche Definition wie der Duden: „[mit geistiger Trägheit verbundene] Ausdauer bei einer sitzenden Tätigkeit."
- Weniger sitzen! Deshalb: Wer kann, steht 5 x nacheinander vom Stuhl auf und setzt sich wieder hin.
- Wer nicht aufstehen kann, verlagert im Sitzen das Gewicht – ganz nach vorn beugen, zurücklehnen, nach rechts | links beugen usw.
- So in Schwung gekommen, werden Redewendungen zum Sitzen gesucht, z. B.: einen sitzen haben, jemandem im Nacken sitzen, auf dem hohen Ross sitzen, auf heißen Kohlen sitzen, am längeren Hebel sitzen, an der Quelle sitzen, auf seinem Geld sitzen, fest im Sattel sitzen …
- Orientierte TN erläutern jeweils die Bedeutung der Redewendungen. Andere beschränken sich aufs Sammeln.

Variante:

- Anstelle der Redewendungen Wörter mit -SITZ- sammeln wie Schleudersitz, Sitzungssaal, Sitzstreik, Sitzecke, Sitzbad, Sperrsitz usw.

Trainingsschwerpunkte:

- Denkflexibilität, semantisches Verständnis.

Formulierungs-Vorschlag: *An Hand von Redewendungen und Begriffen Denkflexiblität und Wortverständnis trainiert.*

STREICHHOLZMUSTER

Material: Bei einer Einzelbetreuung 20 Streichhölzer oder große Kaminhölzer (in einer Gruppe 10 Hölzer je TN), ein Pappdeckel o. Ä. zum Abdecken.

Aufgabe:

- Jeder TN erhält 10 Hölzer. Die AP gibt ein Beispiel, fordert die TN auf, einige Hölzchen, z. B. 5 Stück, zu einem beliebigen Muster zusammenzulegen. Unbedingt frei kombinieren, so dass sich keine erkennbaren Figuren, Buchstaben oder Zahlen ergeben. AP schließt während des Legevorgangs die Augen.
- Anschließend öffnet die AP für einige Sekunden die Augen, betrachtet die Anordnung der Hölzer. Diese dann abdecken.
- Die AP versucht sofort anschließend, das Muster möglichst genau nachzulegen. Danach vergleichen mit der Vorlage.
- Dann sind die TN an der Reihe. Die AP legt vor, beginnt mit 2-3 Hölzern. Ergibt der Vergleich, dass alles stimmt, jeweils ein Hölzchen mehr nehmen.

Varianten:

- Nicht nur auf Übereinstimmung der Position der Hölzchen achten, sondern auch die der Schwefelköpfe.
- Einfacher wird es, wenn die Hölzchen nicht abgedeckt werden. Dann geht es ausschließlich ums räumliche Denken.
- Sind TN mit Demenz dabei, sollten die Schwefelköpfe vorsichtshalber entfernt werden. Streichhölzer wieder mitnehmen!

Trainingsschwerpunkte:

- Visuelle Wahrnehmung, Merkspanne, räumliches Denken.

Formulierungs-Vorschlag: *Mit Legespielen visuelle Wahrnehmung und Merkspanne geübt.*

TANTE TRUDES WELTREISE

Material: Keins.

Aufgabe:

- Bei dieser Übung geht es darum, zu bestimmten Themen Begriffe zu suchen. Es gelten folgende Prinzipien: TN nennt Wörter zu jedem Buchstaben seines Namens. Die Begriffe müssen mit dem vorgegebenen Thema zu tun haben.
- Beispiel: Die TN heißt „Trude", das Thema lautet „Weltreise" – dorthin möchte Trude fahren: nach Togo, Rumänien, Uruguay, Dänemark, England. Und die nächste „Städtereise" führt sie über Trelleborg, Rio de Janeiro, Utrecht und Dallas nach Erlangen.
- Die AP macht hier natürlich auch mit.

Themenvorschläge:

- Berufe, Hobbys und Freizeitvergnügen, Sportarten, Blumen und Pflanzen, Verkehrsmittel, Haustiere, Lieblingsstars, Musikinstrumente, Speisen, Kleidungsstücke, Geschenke von anderen oder für andere …
- Dinge in der Handtasche oder im Koffer
- Beschäftigung an Regentagen
- Einkäufe auf dem Flohmarkt
- Was man auf eine einsame Insel mitnehmen würde
- Einkäufe nach einem Lottogewinn
- Tätigkeiten morgens direkt nach dem Aufstehen
- …

Trainingsschwerpunkte:

- Wortfindung, Langzeitgedächtnis.

Formulierungs-Vorschlag: *Anknüpfen an das kristalline Wissen, gezielte Förderung in den Bereichen Wortfindung und Langzeitgedächtnis.*

TELEFONNUMMERN MERKEN

Material: Je TN 1 altes Telefonbuch oder Einzelseiten daraus als vergrößerte Kopien, je TN 1 leeres Blatt und 1 Stift.

Aufgabe:

- Alle TN erhalten jeweils 1 Telefonbuch oder 1 Telefonbuchseite, 1 leeres Blatt und 1 Stift.
- Die Seite wird von oben nach unten bearbeitet. Dazu liest die AP zu Beginn als Demonstration die erste Telefonnummer ungefähr im Sekundentakt laut vor. Dann wird umgeblättert und alle schreiben sofort anschließend auf, was ihnen von der Nummer noch in Erinnerung ist.
- Sobald der Handlungsablauf für alle TN klar ist, übt jeder für sich und geht Nummer für Nummer von oben nach unten durch, liest sie leise, blättert um und schreibt die Ziffern in möglichst gleicher Folge auf. Danach folgt jeweils die Kontrolle.
- Sind die Nummern sehr lang mit vielen Ziffern, nicht bis zum Ende lesen, sondern bereits nach den ersten 3 oder 4 Ziffern umblättern und aufschreiben.

Variante:

- TN, die nicht mehr schreiben können, haben ein Blatt mit Ziffern von 0 bis 9 oder einzelne Zahlenkarten vor sich liegen und tippen die Folge mit den Fingern nach, statt sie aufzuschreiben.

Trainingsschwerpunkte:

- Merkspanne.

Formulierungs-Vorschlag: *Merkspanne mit Ziffernfolgen in alltagspraktischer Umsetzung geübt. Dabei wurde eine Zahlenmerkspanne von X Sekunden erreicht. [Hinweis: X = Anzahl der sicher gemerkten Ziffern.]*

TIGER-TREFF

Material: Keins.

Aufgabe:

- Hier geht es darum, möglichst viele Begriffe mit einem gleichen Merkmal zu finden. Sie enden alle auf „-tiger".
- Die AP erläutert das Prinzip und gibt Beispiele vor: Ein Mu-tiger und ein Ar-tiger trafen sich, um gemeinsam zum Tiger-Fest zu gehen. Unterwegs schließen sich ihnen weitere Tiger an.
- Gemeinsam wird im Kopf eine Liste der kleinen Festgemeinschaft erstellt. Es kommen z. B. ein Mäch-tiger, ein Saf-tiger, ein Hef-tiger, ein Geis-tiger, ein Gran-tiger, ein Lus-tiger, ein Einfäl-tiger, ein Bär-tiger ...

Variante:

- Es wird gewechselt vom Tiger- zum Liger-Treff. Ein Liger geht aus der Kreuzung zwischen einem männlichen Löwen und einem weiblichen Tiger hervor. Bei diesem Treffen kommen ein Wusche-liger, ein Heime-liger und ein Zotte-liger zusammen.

Trainingsschwerpunkte:

- Wortfindung, Langzeitgedächtnis.

Formulierungs-Vorschlag: *Gezielter Abruf aus dem Langzeitgedächtnis und Wortfindung trainiert.*

ÜBERRASCHUNGSEIER 1

Material: 1 Eierschachtel für 6 Eier, mindestens 6 kleine Gegenstände, für mehrere Spieldurchgänge je Runde 6 Teile.

Aufgabe:

- Die AP legt in die Mulden einer Eierschachtel jeweils einen kleinen Gegenstand – 1 Kieselstein, 1 Büroklammer, 1 Knopf, 1 Blüte, 1 Pfennig, 1 Setzkastenfigur usw.
- Zu Beginn nur 2-3 Teile einfüllen und eventuell langsam steigern.
- Die Schachtel für wenige Sekunden öffnen und betrachten lassen, nicht viel mehr als 1 Sekunde je Gegenstand. Danach benennen die TN die Teile, an die sie sich noch erinnern.
- Beim nächsten Durchgang neue Gegenstände.

Variante:

- Wie oben Gegenstände in die Mulden legen, aber länger betrachten lassen und gemeinsam benennen und besprechen. Danach die Schachtel schließen und kurz ablenken, z. B. durch eine Bewegungsübung. Anschließend erinnern, was in der Schachtel war.

Trainingsschwerpunkte:

- Merkfähigkeit.

Formulierungs-Vorschlag: *Merkfähigkeit mit Alltagsgegenständen geübt.*

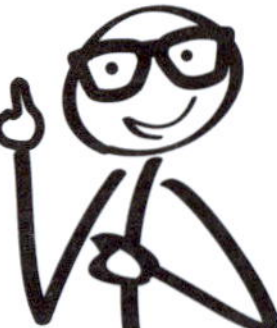

ÜBERRASCHUNGSEIER 2

Material: 1 Eierschachtel für 6 Eier mit nummerierten Mulden 1-6, mindestens 6 kleine Gegenstände, 1 Eddingstift.

Aufgabe:

- Die Mulden der Eierschachtel werden mit dem Eddingstift nummeriert von 1 bis 6.
- Auf Ansage der AP legt die TN Gegenstände an die genannten Positionen, z. B.: den Knopf in die 1, den Würfelzucker in die 2, die Perle in die 3, den Radiergummi in die 4, den Teebeutel in die 5 und den Kiefernzapfen in die 6. [➜ Handlungsanweisungen umsetzen.] Danach kurz ablenken, z. B. ein Lied singen.
- Anschließend gilt es, Fragen zu beantworten: Was liegt in der 3? Wo befindet sich der Teebeutel? usw.

Varianten:

- Wie oben, aber die Gegenstände werden nicht in der Zahlenfolge 1 bis 6, sondern durcheinander eingefüllt, z. B. zuerst die 4, dann die 1 usw.
- Wie oben, aber die Positionen der Gegenstände werden in mehreren Spieldurchgängen immer wieder vertauscht [➜ Arbeitsgedächtnis, Löschen von Inhalten, Denkflexibilität].

Trainingsschwerpunkte:

- Arbeitsgedächtnis, Umsetzen von Handlungsanweisungen, Merkfähigkeit, Denkflexibilität.

Formulierungs-Vorschlag: *Mit Alltagsgegenständen das Befolgen von Handlungsanweisungen geübt, außerdem Merkfähigkeit und Denkflexibilität.*

VERBOTENE BUCHSTABEN

Material: Für jeden TN eine Rassel (z. B. Filmdose mit klapperndem Inhalt).

Aufgabe:

- Die AP nennt ein Wort mit vier Buchstaben, z. B. HUND.
- Der TN sagt laut das Alphabet auf, darf jedoch die Buchstaben H – U – N – D nicht aussprechen. Stattdessen schüttelt er dann die Filmdose: A – B – C – [Rasseln] – E – F – G – [Rasseln] …
- Nach und nach nennt die AP längere Wörter, bis die mentale Grenze erreicht ist.
- Die Übung sollte über mehrere Runden durchgeführt werden. Die AP macht mit – dann übernimmt der TN die Aufgabenstellung.

Variante:

- Kognitiv schwächere TN bekommen kürzere Begriffe genannt und haben mehr Zeit zum Überlegen, evtl. kann die AP hier Hilfestellung geben.

Trainingsschwerpunkte:
Arbeitsgedächtnis, Konzentration.

Formulierungs-Vorschlag: *Gezielte Förderung in den Bereichen Arbeitsgedächtnis und Konzentration.*

VERBOTENE ZAHL

Material: Keins.

Aufgabe:

- Die AP stellt zunächst eine von ihm gewählte Zahl vor, die in der Übung verboten ist.
- Die AP ist die einzige, die diese Zahl aussprechen darf – den TN ist es verboten, sie in den Antworten zu nennen.
- Beispiel: Die 5 ist verboten. Die AP stellt folgende Aufgabe: „Wie viel ist 73 minus 14?" Die Antwort darf nun auf keinen Fall „59" lauten, sondern muss umschreiben werden beispielsweise so: „44 plus 8 plus 7".
- Der TN soll schnellstmöglich antworten.
- Die Übung sollte über mehrere Runden durchgeführt werden, auch die AP macht mit – dann übernimmt der TN die Aufgabenstellung.

Variante:

- Kognitiv schwächere TN bekommen leichtere Aufgaben gestellt und haben mehr Zeit zum Überlegen.

Trainingsschwerpunkte:

- Arbeitsgedächtnis, Konzentration.

Formulierungs-Vorschlag: *Anknüpfen an Alltagskompetenzen im Bereich Rechnen, gezielte Förderung des Arbeitsgedächtnisses und der Konzentration.*

VERRÜCKTE PENDANTS

Material: Keins.

Aufgabe:

- Die AP stellt das Prinzip der folgenden Übung vor: Gesucht werden zusammengesetzte Substantive (Hauptwörter) und ihre „Gegenwörter", Pendants oder Gegenteile.
- Beispiel: Salz & Pfeffer / Wasser & Brot sind Begriffe, die sich paarweise ergänzen. Ändert man die Wortkombination, entstehen Salzwasser & Pfefferbrot.
- Weitere Beispiele – hier werden die Gegenwörter gesucht:
  - Katzenkaffee & (Hundekuchen)
  - Hundejubel & (Katzenjammer)
  - Bodenschüssel & (Wandteller)
  - Schlossarm & (Schlüsselbein)
  - Feuerhuhn & (Wasserhahn)
  - Mondmünze & (Sonnenschein)
  - Fußbauch & (Handrücken)
  - Schneesonne & (Eisregen)
  - Maxihose & (Minirock)
  - Rückenschweiger & (Bauchredner)
  - Silbersonne & (Goldregen)

Variante:

- Der TN überlegt sich eigene verrückte Gegenteile.
- In zusammengesetzten Wörtern werden die Anfangsbuchstaben vertauscht, z. B. Bleifuß – Fleibus, Schwesterlein – Lesterschwein, Fußball – Bußfall … TN erfindet weitere Unsinnswörter.

Trainingsschwerpunkte:

- Wortfindung, Fantasie und Kreativität.

Formulierungs-Vorschlag: *Gezielte Förderung in den Bereichen Wortfindung, Fantasie und Kreativität.*

VERSTECKTE WÖRTER

Material: Beliebiger, kurzer Text (Zeitungsartikel, Meldung ...).

Aufgabe:

- Die AP vergrößert einen beliebigen Textausschnitt als Arbeitsblatt – einen Abschnitt aus einem Buch oder eine kurze Meldung aus einer alten Zeitung …
- In diesem Text gilt es, so viele versteckte Wörter zu finden und zu markieren wie möglich. Dabei werden Groß- und Kleinschreibung ausdrücklich außer Kraft gesetzt und Leer- und Satzzeichen übergangen. Dabei sollten nach Möglichkeit zweibuchstabige Wörter wie „in", „an", „As" usw. nicht als Wörter gelten. Auch das Aufteilen zusammengesetzter Begriffe wie „Naturkräfte" in „Natur" und „Kräfte" macht wenig Sinn.
- Hier ein Beispiel: DER GROSSE TRAUM BLEIBT UNERFÜLLT. – Darin stecken die Wörter Ross, rau, Raum, Leib, tun.

Varianten:

- Die TN bilden einen Satz oder entwickeln eine kurze Nonsensgeschichte, in dem bzw. in der die gefundenen Wörter vorkommen.

Trainingsschwerpunkte:

- Abstraktionsfähigkeit, Wortfindung, Konzentration.

Formulierungs-Vorschlag: *Konzentration, Worterkennung und Abstraktionsfähigkeit trainiert.*

WAS KOSTET DIE WELT?

Material: Keins (oder Buchstabenkarten bzw. Buchstabensteine aus dem Scrabble-Spiel).

Aufgabe:

- Zunächst wird festgelegt, was ein Buchstabe wert ist. Beispiel: Das „A" kostet 1 Cent, das „B" 2 Cent, das „C" 3 Cent usw. bis zum „Z", das dann 26 Cent wert ist.
- TN überlegt sich zunächst ein Wort mit 2 Buchstaben, z. B. „Ei". Das „E" kostet 5 Cent, das „I" hat einen Wert von 9 Cent – insgesamt würde das Ei 14 Cent kosten.
- Der nächste Begriff hat dann 3 Buchstaben usw. – so kann der TN sich langsam an das Prinzip gewöhnen und seine Denkleistung steigern.

Varianten:

- Für kognitiv schwächere TN: Als Werte werden die auf den Scrabble-Steinen angegebenen Punkte festgelegt. Hat der TN die Wörter als Buchstaben vor sich liegen, ist das Rechnen einfacher.
- Für kognitiv sehr fitte TN: Man kann einen bestimmten Wert vorgeben und überlegen, welche Begriffe diesen Wert ausmachen. Beispielsweise: Was kostet 60 Cent? Lösungsmöglichkeit: Die „Welt". Bei dieser Variante sollten die Werte auf einer Tabelle schriftlich vorliegen. Solche Knobelaufgaben führen TN auch gerne in Eigenregie durch.

Trainingsschwerpunkte:

- Konzentration, Arbeitsgedächtnis.

Formulierungs-Vorschlag: *Anknüpfen an Alltagskompetenzen im Bereich Rechnen, gezielte Förderung in den Bereichen Konzentration und Arbeitsgedächtnis.*

WEGBESCHREIBUNG

Material: Keins.

Aufgabe:

- Wie komme ich vom derzeitigen Standort zur Kapelle des Hauses? Welchen Weg muss ich wählen, wenn ich vom Speiseraum in den Kinosaal möchte? Solche und ähnliche Fragen beantwortet diese Übung.
- Es geht darum, sich einen konkreten Weg möglichst genau und bildhaft vor dem geistigen Auge vorzustellen und ihn mit Worten exakt zu beschreiben.
- Alle Beteiligten müssen Start und Zielort kennen.
- Die TN beschreibt der AP mit Worten, wie sie am besten auf möglichst direktem Weg vom eigenen Zimmer in den Garten des Hauses gelangt.

Variante:

- Hier beschreibt die AP einen Weg, ohne das Ziel zu nennen. Die TN folgen der Beschreibung in Gedanken und erraten, wo die AP sie hinführt.
- Einen allgemein bekannten Weg außerhalb des Hauses beschreiben, z. B. vom Rathaus zur Kirche.

Trainingsschwerpunkte:

- Konzentration, räumliches Denken, Orientierung, Formulierung, Wortflüssigkeit.

Formulierungs-Vorschlag: *Orientierung im häuslichen Umfeld, räumliches Denken, Formulierung und Wortflüssigkeit trainiert.*

WOLKENBILDER

Material: Keins. Für eine Variante etwas Watte.

Aufgabe:

- Voraussetzung für diese Aufgabe ist passendes Wetter. Es werden Wolken gebraucht, möglichst Schönwetterwolken. An einem Tag mit strahlend blauem Himmel und weißen Wolken der Fantasie freien Lauf lassen. Das ist herrlich entspannend und macht gute Laune.
- Welche Formen können die TN am Firmament entdecken? Sieht eine Wolke einem Gesicht ähnlich oder einem Tier? Wie verändert sie sich? Welche unterschiedlichen Figuren oder Gegenstände können die einzelnen erkennen?

Varianten:

- Wer sich mit Wetterphänomenen ein wenig auskennt, bespricht unterschiedliche Wolkenarten oder deutet die aktuelle Wetterkarte aus der Tageszeitung.
- Gibt der Himmel einmal nicht genügend Wolkenbilder her, zupfen und formen die TN Wolken aus Verbandwatte. Damit lassen sich zusätzlich Bewegungsübungen durchführen.

Trainingsschwerpunkte:

- Fantasie, Kreativität, visuelle Wahrnehmung, Wortfindung.

Formulierungs-Vorschlag: *Fantasie, Kreativität und Wortfindung geübt und dabei Erfahrungswissen einbezogen.*

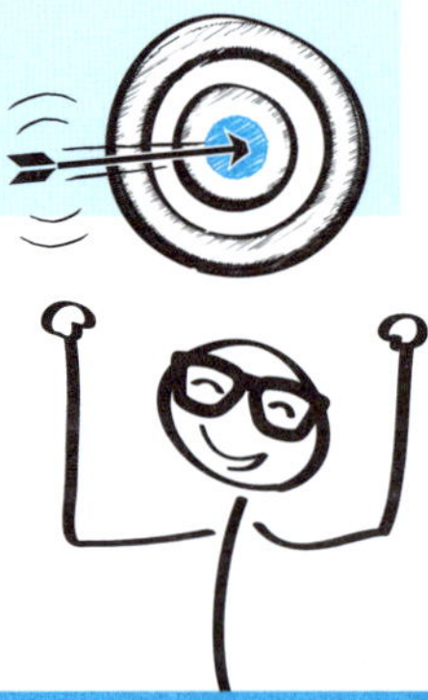

WÜRFELGLÜCK

Material: Pro TN 1 Set Kärtchen mit den Zahlen von 1 bis 9 (oder die Zahlenkärtchen aus dem Spiel *WABE*, 2 Würfel.

Aufgabe:

- Jeder TN legt die Zahlenkärtchen in der Folge von 1 bis 9 als Reihe vor sich hin. Die AP kann mitspielen.
- TN A beginnt und würfelt mit beiden Würfeln seine erste Gesamtpunktezahl. Nun dreht er entsprechend dieser Zahl die entsprechenden Kärtchen um. Beispiel: Würfelt er eine 3 und eine 4 (= 7), kann er entscheiden, ob er das Kärtchen mit der Zahl 7 umdreht oder die beiden Kärtchen mit der 3 und der 4, die Kärtchen mit der 2 und der 5 oder die Kärtchen mit der 1 und der 6. Danach würfelt TN A so lange weiter, bis keine passende Zahlenkombination mehr vor ihm offen auf dem Tisch liegt.
- Anschließend ist TN B an der Reihe.
- Zum Schluss alle noch offenen Zahlen addieren, dies sind die Minuspunkte. Wer am geschicktesten kombiniert und am wenigsten Minuspunkte hat, gewinnt die Runde.

Variante:

- Anstelle von Zahlenkärtchen eignen sich auch UNO-Karten oder Rummikub-Steine.

Trainingsschwerpunkte:

- Logisches Denken, Konzentration.

Formulierungs-Vorschlag: *Anknüpfen an Alltagsfähigkeiten im Bereich rechnen, gezielte Förderung des logisches Denkens und der Konzentrationsfähigkeit.*

WÜRFELTOUR BIS 50

Material: Je TN 1 leeres Blatt Papier, 1 Stift, 1 Augenwürfel. Für die Variation 1 Spielfigur.

Aufgabe:

- TN oder AP versehen 1 leeres Blatt Papier mit Zahlen von 1 bis 50. Je nach kognitiven Fähigkeiten der TN, entweder alle Zahlen in gleicher Größe, in Reih und Glied anordnen (einfacher) oder völlig durcheinander übers Blatt verteilt in verschiedenen Größen (schwieriger).
- Anschließend wird gewürfelt. Ergibt der erste Wurf z. B. eine 4, so liegt hier der Startpunkt. Den merken sich die TN. Dann folgt der nächste Wurf. Die gewürfelte Augenzahl wird zur 4 addiert. Zeigt der Würfel eine 6, so ist als Nächstes die 10 zu suchen und gedanklich als aktuelle Station zu besetzen. Zeigt der Würfel nur eine 1, dann geht es bei der 5 weiter. Wer erreicht oder überschreitet zuerst die 50?

Varianten:

- Wie oben, aber an den aktuell erwürfelten Stationen wird jeweils die Spielfigur deponiert.
- Bei schnellerem Spielverlauf oder größerem Zeitfenster mehr Zahlen vorgeben, also z. B. bis 100.

Trainingsschwerpunkte:

- Arbeitsgedächtnis, Umsetzen von analog in digital, Rechnen.

Formulierungs-Vorschlag: *Alltagskompetenz Rechnen genutzt bei Würfel-Additionsspiel im Bereich Arbeitsgedächtnis, Zahlenraum bis 50.*

X UND O

Material: Je 2 TN 1 Blatt Papier, je TN 1 Stift.

Aufgabe:

- Dieses uralte Schreibspiel ist auch als „Tic Tac Toe“ bekannt. Viele alte Menschen haben das schon als Kinder in der Schule gespielt.
- Im Mittelpunkt steht ein einfacher Spielplan aus vier Strichen, mit denen neun Felder auf dem Papier entstehen.
- Gespielt wird paarweise. TN und AP legen zu Beginn fest, wer das X und wer das O zu seinem Kennzeichen macht. Dann setzen beide abwechseln ein X bzw. O in die Felder. Wer zuerst drei seiner Symbole in einer Reihe (senkrecht, waagerecht oder diagonal) hat, gewinnt.

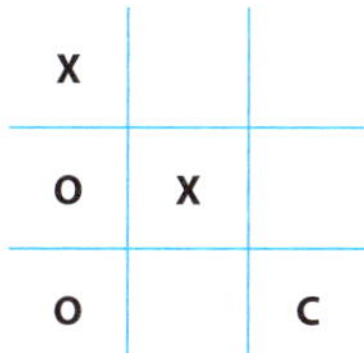

Variante:

- TN, die Probleme mit der Handhabung von Stiften haben, setzen ihr Kennzeichen in Form von Spielsteinen oder mit X bzw. O beschrifteten Schraubdeckeln von Flaschen oder Tetrapacks.

Trainingsschwerpunkte:

- Logisches Denken, Strategie, Umgang mit Stiften.

Formulierungs-Vorschlag: *Schreibspiel zum planvollen Handeln durchgeführt.*

YEN

Material: Keins.

Aufgabe:

- Das Wort „Yen" kommt aus dem Japanischen und bedeutet so viel wie „runder Gegenstand". Gemeint sind damit Geldmünzen, denn der Yen ist seit 1870 die japanische Währungseinheit.
- TN überlegt sich Dinge, die rund sein können (Räder, Ball, Wollknäuel, Orange …)
- Gibt es runde Gegenstände im Raum? (Tisch, Lampe...)
- Welche Dinge können außerdem noch rund sein?
- Beispiele:
  - In der Küche: Teller, Türknauf, Uhr, Kürbis, Herdplatte, Untersetzer, Hocker, Kuchenform, Kochtopf, Deckel, Eimer ...
  - Im Bad: Niveadose, Waschbeckenstöpsel, WC-Papierrolle, WC-Brille, Lockenwickler, Haargummi ...
  - Im Kinderzimmer: Seifenblasen, CD, Schallplatte, Hula-Hoop-Reifen, Trommel, Tambourin, Kreisel, Dartscheibe, Tesarolle, ...
  - Auf einem Schiff: Bullauge, Rettungsring, Steuerrad, Schlauch, Mast, Kompass, Schornstein, Rettungsinsel ...
  - Draußen: Verkehrsschilder, Steine, Schneckenhaus, Vollmond, Astloch, Heißluftballon, Litfaßsäule ...

Variante:

- Man kann auch nach anderen Eigenschaften fragen, z. B. was kann alles eckig, hoch, gelb … sein.

Trainingsschwerpunkte:

- Assoziatives Denken, Wortfindung.

Formulierungs-Vorschlag: *Gezielte Förderung in den Bereichen Assoziatives Denken und Wortfindung.*

YUNUS UND DER FRIEDENSNOBELPREIS

Material: Keins.

Aufgabe:

- Muhammad Yunus (*1940) ist ein Wirtschaftswissenschaftler aus Bangladesch. Er begründete 1976 den Mikrofinanz-Gedanken. Mit seiner Bank vergab er Mikrokredite an arme Menschen und propagierte wirtschaftliche und soziale Entwicklung von unten. Dafür wurde er 2006 mit dem Friedensnobelpreis ausgezeichnet.
- So gehören Yunus und der Friedensnobelpreis zusammen wie Subjekt und Objekt. Solche Subjekt-Objekt-Paare werden gesucht: Rotkäppchen und der Wolf, Einstein und die Relativitätstheorie, Götz von Berlichingen und die eiserne Hand, Eulenspiegel und die Narrenkappe, Figaro und die Hochzeit, Der alte Mann und das Meer, Neptun und sein Dreizack …
- Kognitiv fitte TN sammeln solche Paare und besprechen anschließend, was ihnen an Sachinformationen dazu bekannt ist – wie bei Muhammad Yunus.

Varianten:

- Anstelle von Subjekt-Objekt-Paarungen werden berühmte Paare gesucht wie Tristan & Isolde, Romeo & Julia, Max & Moritz …
- Die Paare ergeben sich aus Beruf & Werkzeug, z. B. Maurer & Kelle, Schreiner & Säge, Schneider & Nadel …

Trainingsschwerpunkte:

- Anknüpfen an Alltagswissen, Langzeitgedächtnis, Kompetenzgefühl.

Formulierungs-Vorschlag: *Abruf von Inhalten aus dem Langzeitgedächtnis geübt, zur Kommunikation angeregt mit Einsatz von Wissen und Förderung des Kompetenzgefühls.*

ZAHLENPUZZLE

Material: Je TN auf einem Arbeitsblatt ein Raster mit 16 Feldern in der Anordnung 4 x 4, Kärtchen in entsprechender Größe mit den Zahlen von 1 – 15; als Variante Buchstaben, die einen Spruch ergeben.

8	10	4	13
2	14	6	1
5	11	15	3
12	7	9	

Ü	B	EN	M
A	CH	T	DE
N	M	EI	S
T	E	R	

Aufgabe:

- Die AP verteilt die Kärtchen in beliebiger Anordnung auf dem Raster. Ein Feld bleibt leer.
- Auf dieses Feld kann jeweils ein waagerecht oder senkrecht benachbartes Zahlenkärtchen geschoben werden.
- Die Aufgabe besteht nun darin, durch Verschieben der Kärtchen die Zahlen von 1 bis 15 aufsteigend anzuordnen, d. h. Reihe 1: Zahlen 1- 4, Reihe 2: Zahlen 5-8, Reihe 3: Zahlen 9 -12, Reihe 4: Zahlen 13 -15.
- Die Kärtchen dürfen nur durch Verschieben innerhalb des Rasters bewegt werden.
- Die Lösung im rechten Kasten lautet: Üben macht den Meister.

Trainingsschwerpunkte:

- Logisches Denken, Konzentration.

Formulierungs-Vorschlag: *Förderung der Feinmotorik, Training des logischen Denkens und der Konzentration.*

ZIMMER UMRÄUMEN

Material: Keins bzw. in der Umgebung ohnehin vorhandene Gegenstände.

Aufgabe:

- Die Übung findet in einem den TN sehr vertrauten Raum, am besten im eigenen Zimmer, statt. Die AP holt das Einverständnis der Bewohnerin ein und räumt dann einige Einrichtungsgegenstände und Accessoires um. Selbstverständlich versetzt sie am Ende alles wieder in den ursprünglichen Zustand.
- Die TN verfolgt die Aktivitäten mit den Augen und merkt sich, was verändert wurde. Das Brokatkissen im Sessel und das Gobelinkissen auf dem Bett werden vertauscht. Eine Vase wandert von der Anrichte auf die Fensterbank. Die Gardine wird ein Stück weiter zugezogen, das gerahmte Foto wird auf den Kopf gestellt usw.
- Anschließend, nach einer kurzen Ablenkung, z. B. ein kurzes Gespräch über die letzte Mahlzeit, erinnert sich die Bewohnerin, was in ihrem Zimmer verändert wurde. Sie gibt der AP genau Anweisungen, was wohin zurück geräumt werden muss.

Variante:

- Wie oben, aber die gehfähige Bewohnerin räumt nach Ansage der AP die Gegenstände selbst um oder stellt am Ende alles wieder in die Ausgangsposition.

Trainingsschwerpunkte:

- Aufmerksamkeit, Merkfähigkeit, Wortflüssigkeit.

Formulierungs-Vorschlag: *Aufmerksamkeit, Merkfähigkeit und Wortflüssigkeit mit eigenen Gegenständen im persönlichen Umfeld trainiert.*

ZUERST DIE ARBEIT, …

Material: Keins. Für eine Variante Wortkärtchen mit Tätigkeiten.

Aufgabe:

- … dann das Spiel. Diese Redewendung kennen wohl beinahe alle alten Menschen. Das ist der Einstieg ins Thema Arbeit.
- Zunächst unterschiedliche Arbeiten pantomimisch darstellen. AP und TN zeigen im Wechsel jeweils eine Tätigkeit – sägen, anstreichen, fegen, nähen usw. Einer zeigt, die anderen raten.
- Im Anschluss folgt eine Sammlung von Redewendungen rund um Arbeit und Berufe, z. B. Die Früchte seiner Arbeit ernten; Bis zum Hals in Arbeit stecken; Jeder ist seines Glückes Schmied; Der dümmste Bauer erntet die dicksten Kartoffeln … In dem Zusammenhang wird Erfahrungswissen aus früherer Berufstätigkeit eingebracht.

Varianten:

- Die pantomimisch darzustellenden Tätigkeiten stehen auf kleinen Kärtchen, die reihum gezogen und dargestellt werden.
- Die Kärtchen – siehe oben – werden zuvor gemeinsam erstellt, also Tätigkeiten gesammelt, die sich mit entsprechenden Bewegungen darstellen lassen. Dann ist die Auswahl bekannt und die TN müssen nur noch erkennen, welche der bereits genannten Arbeiten gerade verrichtet wird.

Trainingsschwerpunkte:

- Fantasie, Kreativität, Erhalt von kristalliner Intelligenz.

Formulierungs-Vorschlag: *Kreativität und gezielten Abruf aus dem Langzeitgedächtnis trainiert.*

ZUGABE

Material: Farbkärtchen (z. B. aus dem *WABE-Spiel*), Tuch zum Abdecken.

Aufgabe:

- Die AP legt mehrere Farbkärtchen in die Mitte, z. B. 2 x blau, 1 x gelb, 1 x rot.
- TN schaut genau hin, merkt sich die Kärtchen. AP deckt alles mit einem Tuch ab.
- Die AP legt nun eine weitere Farbkarte vorsichtig darunter und nimmt dann das Tuch weg: Welche Farbe ist neu hinzugekommen?
- TN nennt die Farbe, prägt sich die neue Szene ein. AP deckt alles wieder ab und legt eine neue Farbkarte hinzu.
- Die Übung wird so lange fortgesetzt, bis die mentale Grenze erreicht ist.

Varianten:

- Anstelle von Farbkarten können auch verschiedenfarbige Chips vom Flohspiel oder Bildkarten verwendet werden, z. B. völlig unterschiedliche Kärtchen aus einem Memoryspiel.
- Die AP kann kognitiv fittere TN nach der Phase des Einprägens für kurze Zeit ablenken, z. B. durch eine Rechenaufgabe, bevor die veränderte Szene aufgedeckt wird.
- Auch Gegenstände können verwendet werden. Diese sind in Kleingruppen oft besser sichtbar als Karten.

Trainingsschwerpunkte:

- Konzentration, Arbeitsgedächtnis.

Formulierungs-Vorschlag: *Gezielte Förderung in den Bereichen Konzentration, Arbeitsgedächtnis, Merkfähigkeit.*

ZWEI ZURÜCK

Material: 1 Kartenspiel (z. B. Rommé-Karten).

Aufgabe:

- Die AP bereitet das Kartenspiel vor, indem sie die Karten vorher in geeigneter Reihenfolge sortiert, z. B. Motive von Spielkarten in einer bestimmten Abfolge wiederholt.
- AP legt Spielkarten nach und nach auf einen Stapel.
- TN muss sofort reagieren (z. B. auf den Tisch klopfen), wenn eine Spielkarte bereits zwei Karten zuvor schon einmal präsentiert wurde. Beispiel: Herz 9 – Karo 7 – Pik Bube – Karo 7 (hier muss reagiert werden) …

Variante:

- Die Aufgabe kann leichter (eine Karte zurück) oder schwieriger (3 Karten zurück) gestaltet werden.

Trainingsschwerpunkte:

- Informationsverarbeitung und Merkspanne.

Formulierungs-Vorschlag: *Gezielte Förderung in den Bereichen Informationsverarbeitung und Merkspanne.*

ZWILLINGS-ABC

Material: Evtl. Stifte und Papier.

Aufgabe:

- TN überlegt sich Begriffe mit Doppelbuchstaben von A - Z.
- Die Anfangsbuchstaben der Wörter spielen keine Rolle – hier geht es darum, dass jeder Buchstabe des Alphabets innerhalb des Wortes paarig vorkommt. Die verdoppelten Buchstaben folgen dem ABC.
- Es kann festgelegt werden, ob auch Eigennamen akzeptiert werden.
- Achtung: Mit doppeltem j, q, x und y gibt es keine Wörter in der deutschen Sprache.
- Beispiele: Paar, Abbildung, Yucca-Palme, paddeln, Teekanne, Stoffe, Bagger, Kuhhirt, eineiig, Akkord, knallen, Gummi, Tonne, Zootiere, Steppe, sperren, Wasser, Mitte, Betreuung, Exklusivvertrag, Struwwelpeter, Razzia.

Variante:

- Sind mehrere TN beteiligt, können Stifte und Papier eingesetzt werden. Mit „aa" beginnt die Runde: Die TN schreiben entsprechende Wörter auf und bekommen für jeden von den anderen TN nicht genannten Begriff einen Punkt gutgeschrieben.
- Trainingsschwerpunkt: Wortfindung.

Trainingsschwerpunkt:

- Wortfindung.

Formulierungs-Vorschlag: *Gezielte Förderung im Bereich Wortfindung, verbunden mit Schreibtraining.*

Orientierungshilfe und Fördermöglichkeit

Einrichtungen, die den Gedanken der Prävention gezielt verfolgen und umsetzen wollen, bietet das Präventionsgesetz eine Reihe von Möglichkeiten. Es hilft dabei, bestehende Aktivitäten zu überprüfen und zu ergänzen und Einzelangebote in ein Gesamtkonzept einzubinden, um so den Mitarbeitenden im multiprofessionellen Team Orientierung zu geben. Gleichzeitig eröffnet ein solches Vorgehen die Möglichkeit, Förderung durch die Pflegeversicherung in Anspruch zu nehmen.

Wird so systematisch gearbeitet und das bestehende Konzept akzeptiert, hat die betreffende Einrichtung ein Instrument, mit dem sie werben und sich unter den Mitbewerbern herausheben kann.

Kognitive Fähigkeiten fördern und erhalten

Ein Handlungsfeld des Präventionsgesetzes

Die kognitiven Fähigkeiten alter Menschen in stationären und teilstationären Einrichtungen zu fördern und zu erhalten, ist eines der Ziele des Präventionsgesetzes. So lassen sich aktivierende Angebote im Sinn des in diesem Buch dargestellten Denkkonfekts nicht nur begründen, sondern in den Gesamtzusammenhang der nationalen Präventionsstrategie einbinden.

Das Präventionsgesetz

Am 17. Juli 2015 trat in Deutschland das „Gesetz zur Stärkung der Gesundheitsförderung und der Prävention (Präventionsgesetz – PrävG)" in Kraft, das Menschen in jedem Lebensalter und in allen Lebensbereichen erreichen soll.

Mit diesem Gesetz wurden die Pflegekassen verpflichtet, Leistungen zur Prävention in voll- und teilstationären Pflegeeinrichtungen nach § 71 Abs. 2 SGB XI für in der sozialen Pflegeversicherung Versicherte zu erbringen. Dieser Präventionsauftrag soll sicherstellen, dass finanzielle Mittel für gesundheitsfördernde Angebote nun auch Menschen in Pflegeeinrichtungen zur Verfügung stehen. Die Umsetzung der nationalen Präventionsstrategie erfolgt jeweils auf Länderebene.[3]

Im August 2016 veröffentlichte der GKV-Spitzenverband[4] erstmalig den „Leitfaden Prävention in stationären Pflegeeinrichtungen nach § 5 SGB XI", der den inhaltlichen Rahmen für präventive Gestaltungsmöglichkeiten vorgibt.[5] Hier wird klar definiert, dass sich die zusätzlich finanzierten Leistungen von den Pflichtaufgaben der Pflegeeinrichtungen – insbesondere der aktivierenden Pflege – abgrenzen sollen.

Wir halten es für außerordentlich bedeutsam, dass der Gesetzgeber den Anspruch pflegebedürftiger und hochbetagter Menschen auf Prävention und Gesundheitsförderung akzeptiert hat und finanzielle Mittel für zusätzliche Maßnahmen im Rahmen von Kooperationen zwischen verschiedenen Akteuren (z. B. Einrichtung und Pflegekasse vor Ort) bereitstellt. In den vorgegebenen Handlungsfeldern greifen die Präventionsmaßnahmen u. a. den Ansatz des aktuellen Pflegebedürftigkeitsbegriffes seit Januar 2017 auf, und zwar in den Bereichen

---

3 Die Landesrahmenvereinbarungen auf der jeweiligen Landesebene sind auf der Webseite der DGUV (Deutsche Gesetzliche Unfallversicherung) nachzulesen http://www.dguv.de

4 Der GKV-Spitzenverband ist die zentrale Interessenvertretung der gesetzlichen Kranken- und Pflegekassen in Deutschland und auf europäischer sowie internationaler Ebene.

5 Der ausführliche Leitfaden ist als Download hier erhältlich https://www.gkv-spitzenverband.de/pflegeversicherung/praevention_pflege/praevention_stationaere_pflege.jsp

- Ernährung,
- körperliche Aktivität,
- kognitive Ressourcen,
- psychosoziale Gesundheit und
- Schutz vor Gewalt.[6]

Ältere Menschen bleiben länger selbständig, wenn Mobilität und kognitive Leistungsfähigkeit weitgehend erhalten sind oder Einbußen durch soziale Ressourcen ausgeglichen werden können. Das bestätigen wissenschaftliche Untersuchungen bei stationär lebenden Pflegebedürftigen.[7] Dabei scheinen insbesondere individuell ausgerichtete kognitive Aktivitäten mit längeren Trainingszeiträumen wirksam zu sein.

Das vorliegende Buch gibt Anregungen im Bereich Gehirn- und Gedächtnistraining. Wir verweisen in diesem Zusammenhang ausdrücklich auf die Handlungsempfehlungen des Gesetzgebers, die auf wissenschaftlichem Expertenurteil basieren:

Ziel: *Erhalt der kognitiven Leistungsfähigkeit von Pflegebedürftigen.*
Maßnahme: *Angebote mit individuell ausgerichteten Aktivitäten zur Stärkung kognitiver Ressourcen an fünf Tagen pro Woche. Dabei handelt es sich um kognitive Übungen mit komplexen mentalen Anforderungen.*

6 Ernährung und Schutz vor Gewalt werden im Zusammenhang mit den Denkkonfekt-Praxisbeispielen nicht berücksichtigt.

7 C. Wöhl, S. Richter, B. Blättner: Kognitive Interventionen in Pflegeheimen. Systematische Übersicht der präventiven Wirksamkeit auf die kognitive Leistungsfähigkeit von Pflegebedürftigen, Zeitschrift für Gerontologie und Geriatrie, Ausgabe 6/2017

Sechs Schritte zur Umsetzung in Pflegeeinrichtungen

Für die Einführung von Maßnahmen der Gesundheitsförderung und Prävention in stationären und teilstationären Einrichtungen sind sechs Schritte vorgesehen:

1. In einer Vorbereitungsphase werden Einrichtungen von den Pflegekassen beraten, welche Förderungen im Rahmen des Präventionsgesetzes möglich sind. Am Ende dieser Phase entscheidet sich die Einrichtung, ob sie in einen Präventions- und Gesundheitsförderungsprozess eintreten möchte.
2. Die Einrichtung stellt ein „Präventionsteam" zusammen, das die Bedarfsermittlung koordiniert, Ziele definiert, Maßnahmen plant und umsetzt sowie die Evaluation steuert. Einrichtung und Pflegekassen prüfen gemeinsam, welche bereits vorhandenen Strukturen nutzbar sind und eingebunden werden sollen, z. B. regelmäßige Arbeitsgruppen. Beteiligt sein sollen neben der Einrichtungsleitung auch Pflegefachkräfte sowie Mitarbeiterinnen und Mitarbeiter der Sozialen Betreuung sowie u. a. der Heimbeirat und Pflegebedürftige mit ihren Angehörigen.
3. In einer Phase der Analyse werden Bedarfe und Bedürfnisse der Pflegebedürftigen in den einzelnen Handlungsfeldern ermittelt und festgestellt, welche Strukturen bereits vorhanden sind.
4. Aus der Auswertung der gesammelten Informationen ergibt sich die Auswahl und Planung von Maßnahmen, die zur Stärkung von Ressourcen der Zielgruppen beitragen. Die Einrichtung erstellt hierfür ein spezielles Konzept.
5. Nun folgt die konkrete Umsetzung der Aktivitäten entsprechend dem festgelegten Maßnahmenplan. Dazu können auch Kooperationen mit externen Anbietern gehören, z. B. mit Sportverei-

nen, Institutionen oder Fachleuten, die in der Senioren- oder Erwachsenenbildung tätig sind.

6. Nach Durchführung der Maßnahmen wird überprüft, ob die Ergebnisse im Hinblick auf die Gesundheitsförderung und Prävention erfolgreich waren bzw. für andere Anbieter erfolgversprechend sind.

So könnte ein Pflegeheim beispielsweise eine spezielle mehrtätige Basisausbildung zum „Gehirn- und Gedächtnistrainer in stationären Einrichtungen" entwickeln, die Betreuungskräften, Ehrenamtlichen und Angehörigen ein qualifiziertes Schulungskonzept für die regelmäßige Vermittlung von kognitiven Aktivitäten zur Stärkung geistiger Ressourcen bietet. Wichtig dabei ist die Einbindung in einen ganzheitlichen Gesundheitsförderungsprozess.

Aber auch ohne konzeptuelle Beteiligung an der nationalen Präventionsstrategie halten wir es für notwendig, die im Präventionsgesetz vorgegebenen Handlungsempfehlungen umzusetzen und den Bewohnerinnen und Bewohnern von Pflegeeinrichtungen (bzw. Gästen in der Tagespflege) täglich eine Dosis Denkkonfekt zu verabreichen. Mit den Übungen im breit angelegten Praxisteil präsentieren wir Denksnacks zum Sofortgenuss, die meisten ohne viel Vorbereitung durchführbar. Die Aufgaben sind kompakte Trainings mit speziellen Zielsetzungen, die wenige Minuten in Anspruch nehmen – jedoch je nach Teilnehmern selbstverständlich auch zeitlich verlängert oder miteinander kombiniert werden können.

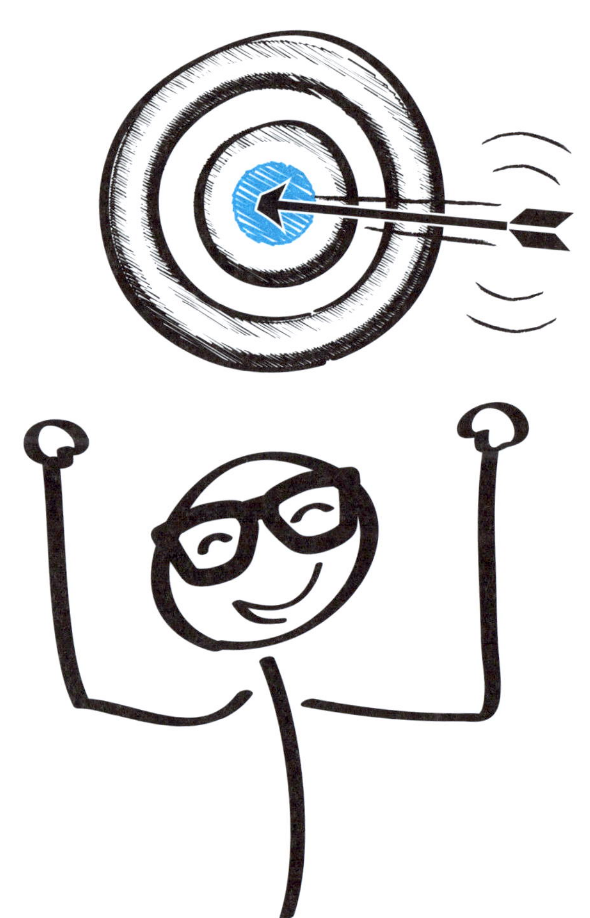

Bücher

FRIESE, Andrea: Formulierungshilfen. Aktivitäten der sozialen Betreuung dokumentieren, Vincentz Network, 2. ergänzte Aufl., Hannover 2017

FRIESE, Andrea | ALBRACHT, Michaela: Mitmachgeschichten. 22 Geschichten zum aktiven Zuhören, Mitmachen und Mitlachen, Vincentz Network, Hannover 2016

FRIESE, Andrea | HOHENHINNEBUSCH, Sabine: Bettlägerige betreuen Grundlagen, Übungen und Ideen, Vincentz Network, Hannover 2011

FRIESE, Andrea: Bettlägerige aktivieren. 111 Ideen aus der Praxis, Vincentz Network, Hannover 2009

FRIESE, Andrea: Sommerfrische | Winterfreuden | Herbstvergnügen | Frühlingsgefühle, jeweils 28 x Kurzaktivierung für Menschen mit Demenz. Vincentz Network, Hannover 2007 - 2009

GKV-Spitzenverband: Leitfaden Prävention in stationären Pflegeeinrichtungen nach § 5 SGB XI, Berlin 2016

JASPER, Bettina M.: Bewegungshäppchen. Alltagsmobilität täglich individuell fördern, Vincentz Network, Hannover 2017

JASPER, Bettina M.: Formulierungshilfen Mobilität und Beweglichkeit individuell beschreiben, Vincentz Network, Hannover 2017

JASPER, Bettina M. | Willig, Simone: Musik bewegt. Mit Evergreens Herz und Hirn aktivieren, Hannover: Vincentz Network, Hannover 2016

JASPER, Bettina M.: Das Gehirntrainingsbuch. Alltagsfähigkeiten fördern und erhalten, Vincentz Network, Hannover 2015

JASPER, Bettina M.: Das Bewegungsbuch. Mit Alltagsmaterial trainieren und Spaß haben, Vincentz Network, Hannover 2014

JASPER, Bettina M.: Das Spielebuch. Würfel, Karten, Gespräche und mehr, Vincentz Network, Hannover 2013

JASPER, Bettina M.: Bewegen, Trainieren, Denken. So fördern Sie Heimbewohner optimal, Vincentz Network, Hannover 2012

JASPER, Bettina M. | REGELIN, Petra: Geistig fit & mobil bis ins hohe Alter. Bewegen und Denken im Alter fördern, Trias Verlag, Stuttgart 2009, ISBN 978-3-8304-3497-9

JASPER, Bettina M.: Farbenfroh aktivieren. Mit Rot, Gelb, Blau das Gedächtnis trainieren, die Bewegung fördern, Vincentz Network, Hannover 2007

MARKOWITSCH, Hans J.: Das Gedächtnis. Entwicklung, Funktionen, Störungen, Verlag C.H.Beck 2009, ISBN 978-3-40656-260-0

Spiele

FRIESE, Andrea: Gummitwist und Wackeldackel. Rund um alte Begriffe und Gegenstände, Vincentz Network, Hannover 2018

FRIESE, Andrea: Toast Hawaii und Kohlenhändler. Rund um alte Begriffe und Gegenstände, Vincentz Network, Hannover 2017

FRIESE, Andrea: Muckefuck und Liebestöter. Rund um alte Begriffe und Gegenstände Vincentz Network, Hannover 2016

FRIESE, Andrea | HALBACH, Anne: Die kleine Plaudertasche. Das schnell einsetzbare Kreativspiel, Vincentz Network, Hannover 2015

FRIESE, Andrea | HALBACH, Anne: Aktivierungskarten für die Kitteltasche 3, Vincentz Network, Hannover 2012

FRIESE, Andrea | HALBACH, Anne: Die Plaudertasche. Aktivierung für Menschen auch mit kognitiven Störungen, Vincentz Network, Hannover 2010

FRIESE, Andrea | PRANG, Ellen: Aktivierungskarten für die Kitteltasche 1 und 2. Die besten Ideen für das kurze Gedächtnistraining, Vincentz Network, Hannover 2008

JASPER, Bettina M.: Eckig oder bunt. Vincentz Network, Hannover 2018

JASPER, Bettina M.: Schlag 12! Spielideen rund um die Uhr, Vincentz Network, Hannover 2017

JASPER, Bettina M.: Tipptafeln. Wetter – Musik – Essen und Trinken, Hannover: Vincentz Network, Hannover 2017

JASPER, Bettina M.: Das Quiz. Vincentz Network, Hannover
- Essen und Trinken (2017)
- Musik (2016)
- Feste feiern (2015)
- Wetter (2015)
- Unterwegs in Deutschland (2014)
- Sport (2014)

JASPER, Bettina M.: Das Wabe Kartenspiel. Bewegen, Singen, Denken, Vincentz Network, Hannover 2014

JASPER, Bettina M.: KlickKlack. Das Würfelspiel für 2, Vincentz Network, Hannover 2010

JASPER, Bettina M.: Wabe. Spaß haben und trainieren mit Farben und Zahlen, Vincentz Network, Hannover 2009

JASPER, Bettina M.: Das Vielspiel. Geistige Fitness durch Sortieren, Kombinieren, Assoziieren und Fantasieren, Vincentz Network, Hannover 2004

Sonstige Materialien

FIEDLER | FRIESE | JASPER | SCHMIDT-HACKENBERG: Der Tischkalender 2012-2018, Vincentz Network, Hannover

FRIESE, Andrea: Adventskalender. 24 x Kurzaktivierung für Menschen mit Demenz. Vincentz Network, Hannover 2006

FRIESE, Andrea: Kreuzworträtsel. Spaß mit 20 Themenrätseln, Vincentz Network, Hannover 2015

JASPER, Bettina M.: Themenpost. Ausgabe 1: Wetter, Vincentz Network, Hannover 2015

Dank

Gern bedanken wir uns bei den Menschen, die dazu beigetragen haben, dass wir unsere Idee mit den Anregungen für tägliches, kognitives Training umsetzen konnten:

Bettina Schäfer, die sofort begeistert war von der Idee, den Bewegungshäppchen mit motorischen Impulsen ein Gegenstück für die Kognition an die Seite zu stellen. Wie immer, begleitete sie unsere Arbeit in einer Weise, die weit über die einer Lektorin hinausgeht.

Klaus Mencke, der als Gesamtverantwortlicher wieder einmal bereit war, unsere spontane Idee aufzunehmen und schnell umzusetzen, obwohl sie nicht in seiner langfristigen Programm- und Budgetplanung enthalten war.

Rita Zottl, der es gelungen ist, das Cover schon zu gestalten, bevor das komplette Manuskript vorlag. So konnten wir den Titel schon bei der Messe präsentieren.

Den vielen Menschen, denen wir in Gesprächen bei der Altenpflegemesse und beim Zukunftstag unser Konzept näherbringen durften und die uns mit ihren Rückmeldungen und Impulsen motivierten.

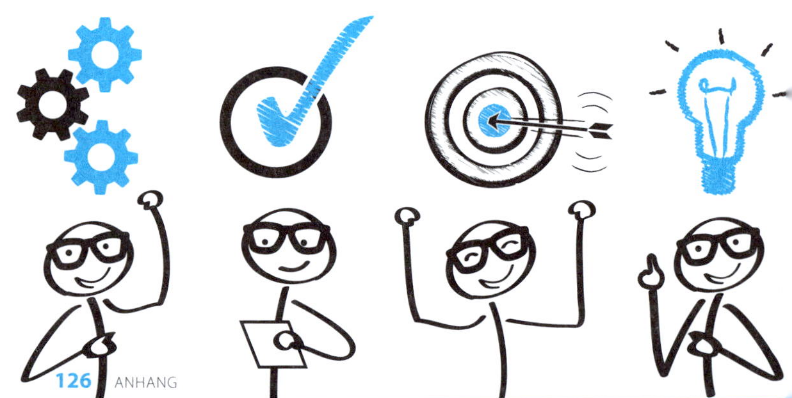

Autorinen

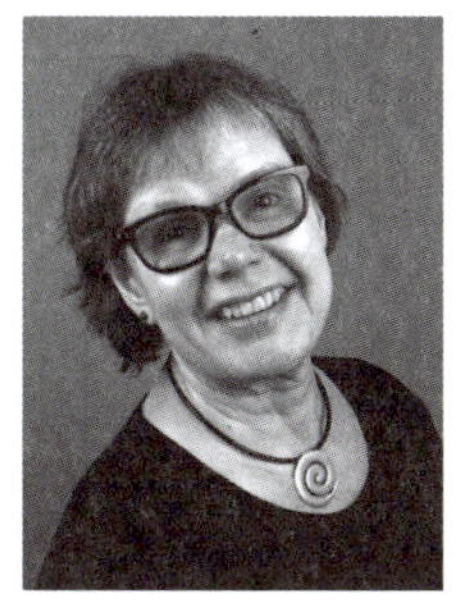

Bettina M. Jasper, Dipl. Sozialpädagogin. Als lizenzierte Gehirntrainerin leitet sie in ihrer Denk-Werkstatt® Kurse, Seminare, Workshops und Therapieeinheiten. Sie ist vielfache Buch- und Spieleautorin, freiberuflich tätig als Dozentin für verschiedene Träger in Altenpflege und Sport.

Seit über 25 Jahren unterrichtet sie an der staatlich anerkannten Fachschule für Altenpflege Sancta Maria in Bühl in den Schwerpunkten Gerontologie, Aktivierung und Rehabilitation sowie Psychiatrie und im Fach Deutsch.

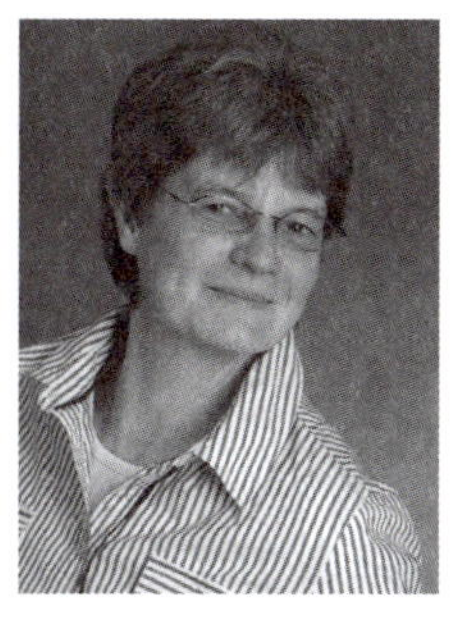

Andrea Friese, Pädagogin und promovierte Erziehungswissenschaftlerin, 1993 Ausbildung zur Gedächtnistrainerin, in den Jahren 2000–2001 Weiterbildung zur Fachtherapeutin für Hirnleistungsstörungen und anschließend zur Ausbildungsreferentin des Bundesverbandes Gedächtnistraining e.V.

Ab 1992 langjährige Tätigkeit im Sozialen Dienst eines Seniorenzentrums, seit 2010 ehrenamtliche Begleitung des Demenz-Cafés und Aufbau einer Selbsthilfegruppe für pflegende Angehörige im Rahmen eines niederschwelligen Angebotes. Seit 2010 Pädagogische Leitung des BVGT e.V., daneben freiberufliche Dozentin.

Unser Tipp

... zum Thema „Aktivieren“

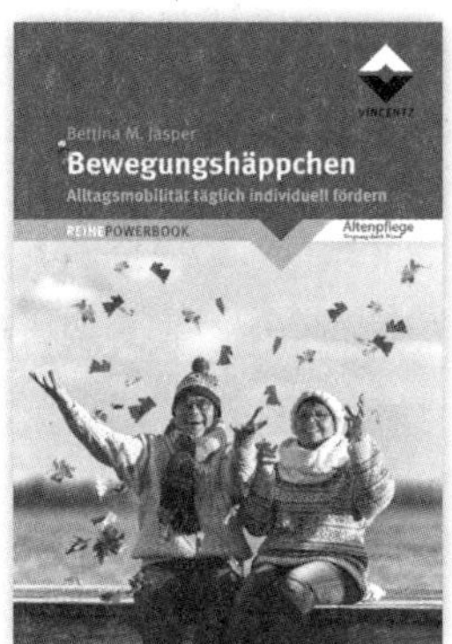

Bewegungshäppchen

Alltagsmobilität täglich individuell fördern

Bettina M. Jasper

Wie lässt sich die Mobilität alter Menschen gezielt fördern? Ganz einfach mit den Bewegungshäppchen von Bettina M. Jasper. Die 60 Übungsbeispiele setzen Sie als Betreuungskraft oder Alltagsbegleiterin sofort in die Praxis um. Die täglichen Bewegungshäppchen sind bestens für die individuelle Einzelbetreuung geeignet. Trainieren Sie einfach 5 Minuten mit einem Bewohner. Dort, wo er gerade ist. Das, was er an Alltagsbewegungen braucht.

Auch als eBook (ePub) erhältlich.

2017, 98 Seiten, Spiralbindung, Format: 12 x 17,5 cm

ISBN 978-3-86630-299-0, Best.-Nr. 20137

Jetzt bestellen!

Vincentz Network GmbH & Co. KG · Bücherdienst · Postfach 6247 · 30062 Hannover
T +49 511 9910-033 · F +49 511 9910-029 · www.altenpflege-online.net/shop